essentials

Essentials liefern aktuelles Wissen in konzentrierter Form. Die Essenz dessen, worauf es als „State-of-the-Art" in der gegenwärtigen Fachdiskussion oder in der Praxis ankommt. *Essentials* informieren schnell, unkompliziert und verständlich

- als Einführung in ein aktuelles Thema aus Ihrem Fachgebiet
- als Einstieg in ein für Sie noch unbekanntes Themenfeld
- als Einblick, um zum Thema mitreden zu können

Die Bücher in elektronischer und gedruckter Form bringen das Fachwissen von Springerautor*innen kompakt zur Darstellung. Sie sind besonders für die Nutzung als eBook auf Tablet-PCs, eBook-Readern und Smartphones geeignet. *Essentials* sind Wissensbausteine aus den Wirtschafts-, Sozial- und Geisteswissenschaften, aus Technik und Naturwissenschaften sowie aus Medizin, Psychologie und Gesundheitsberufen. Von renommierten Autor*innen aller Springer-Verlagsmarken.

Michael Brinkers

Liaisonpsychiatrie und Schmerztherapie

Leitfaden für Anästhesisten an der Schnittstelle von Soma und Psyche

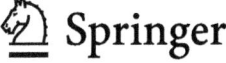 Springer

Michael Brinkers
Schmerzambulanz der Klinik für
Anästhesiologie und Intensivtherapie
Otto von Guericke Universität
Magdeburg
Magdeburg, Sachsen-Anhalt,
Deutschland

ISSN 2197-6708   ISSN 2197-6716 (electronic)
essentials
ISBN 978-3-662-72061-5   ISBN 978-3-662-72062-2   (eBook)
https://doi.org/10.1007/978-3-662-72062-2

Die Deutsche Nationalbibliothek verzeichnet diese Publikation in der Deutschen Nationalbiblio-
grafie; detaillierte bibliografische Daten sind im Internet über https://portal.dnb.de abrufbar.

Springer ist ein Imprint der eingetragenen Gesellschaft Springer-Verlag GmbH, DE und ist ein Teil
von Springer Nature.
Die Anschrift der Gesellschaft ist: Heidelberger Platz 3, 14197 Berlin, Germany

Wenn Sie dieses Produkt entsorgen, geben Sie das Papier bitte zum Recycling.

Was Sie in diesem *essential* finden können

- Eine Beschreibung, was Konsil und was Liaison ausmacht
- Eine Beschreibung von Interdisziplinarität aus der Sicht eines Liaisonpsychiaters
- Einen Überblick, dass „somatisch" mehr ist als das Symptom einer körperlichen Störung
- Einen Überblick, was man mit Psychopharmaka alles therapieren kann (wenn eine entsprechende Diagnose besteht)

Vorwort

Ich habe meine Ausbildung zum Psychiater als auch Schmerztherapeuten 1993 begonnen,

Seit 1996 war ich als Konsilpsychiater für die Schmerzambulanz der Universität Magdeburg tätig.

Seit 2001 arbeite ich nun als Liaisonpsychiater in eben dieser Schmerzambulanz.

Ich kenne also beide Seiten.

Neben der Ausbildung zum Psychiater absolvierte ich auch die Ausbildungen als Schmerztherapeut, Palliativmediziner, Manualmediziner sowie in Akupunktur und Neuraltherapie.

Das Wichtige an allen diesen Ausbildungen und Fertigkeiten ist dabei nicht, dass man sie hat, sondern, dass man dabei viele somatische Mediziner kennenlernt. Mit diesen kann man diskutieren und lernt ihre Sichtweise kennen. Dies gilt auch für meinen anästhesiologischen Kollegen in der Schmerzambulanz (der im Übrigen auch dieselben Zusatzausbildungen erworben hat).

Erst durch den Austausch der Sichtweisen wird aus dem sonst üblichen Datenanhäufen ein Mustererkennen, (das dann durch die Ausbildung von Studenten und Ärzten weiter ausgeprägt wird).

Erst auf dieser Grundlage wird aus einem Psychiater, der den somatischen Medizinern der Schmerzambulanz gute Ratschläge gibt, ein Liaisonpsychiater, der zusätzlich auf derselben Ebene arbeiten kann, wie der Rest des Teams. Dadurch nämlich bekommt man erst den Blick um den es hier geht.

Michael Brinkers

Inhaltsverzeichnis

Über den Autor

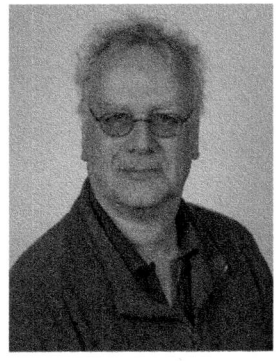

Herr **Dr. Michael Brinkers** ist seit 2001 als Facharzt für Psychiatrie und Psychotherapie sowie als Schmerztherapeut in der Schmerzambulanz der Universität Magdeburg tätig.

Er ist seit 1997 als Konsilpsychiater, ab 2001 dann als Liaisonpsychiater für dieselbe Schmerzambulanz zuständig.

Im Januar 2025 erfolgte die Habilitation zum Thema: „Der Liaisonpsychiater in der Schmerzambulanz". Weitere Forschungsschwerpunkte sind: Manuelle Medizin und Psyche, psychische Diagnosen in der Schmerztherapie, Optionen für Psychopharmaka in der Schmerztherapie aus liaisonpsychiatrischer Sicht

Institution:

Schmerzambulanz Haus 39

Otto- von-Guericke-Universität Magdeburg

Leipziger Straße 44

D-39120 Magdeburg

E-mail-Adresse: michael.brinkers@med.ovgu.de

Zusammenfassung

Die zentrale Frage für den Anästhesisten, der über die Arbeit in einer (anästhesiologischen) Schmerzambulanz nachdenkt, lautet.

Die zentrale Frage für den Anästhesisten, der über die Arbeit in einer (anästhesiologischen) Schmerzambulanz nachdenkt, lautet:

Wozu brauche ich einen Liaison-Psychiater?

Sodann:

Kann diese Arbeit nicht auch jemand ausführen, den ich aus der Psychiatrie oder Psychosomatik anfordere?

Und wenn schon eine ständige Präsenz erforderlich ist: reicht nicht auch ein ständig präsenter Psychologe.

40 % der Patienten eines deutschen Krankenhauses haben eine psychische Störung.

[1: 41,3 bis 46,5 %], Das ist eine in der Konsil (CL)- Literatur gängige Zahl. Aus Sicht eines Liaisonpsychiaters (LP) aber wurde die Zahl deswegen gewonnen, weil man sich in der Diagnostik zu sehr auf psychische (statt somatische) Symptome verlassen hat. So sind auch die Fragebögen (beispielsweise HAMD, BDI, HADS) für psychische Störungen aufgebaut.

Was heißt das?

Weil in die Psychiatrie Patienten aufgrund von psychischen Symptomen eingewiesen werden (Depressive Verstimmung, Wahn, Halluzinationen), werden in der Psychiatrie auch hauptsächlich die psychischen Symptome zum Ziel der Therapie. Dabei ist längst gezeigt worden, dass es vor allem die somatischen Symptome

M. Brinkers, *Liaisonpsychiatrie und Schmerztherapie*, essentials,
https://doi.org/10.1007/978-3-662-72062-2_1

sind (z. B. Erektionsstörungen, Schmerzen), aufgrund derer die Patienten wieder in die Psychiatrie kommen (97 % der Rückfälle; [2, 3] s. a. Bl. 30 f.).

In der Schmerzambulanz der Uni Magdeburg haben 67 % der Patienten eine psychische Störung [4]. Unsererseits kann dies daran liegen, dass wir mehr somatische Symptome mit in die Diagnosefindung einbeziehen. Dass dies nur vom Ort der Befundung (Schmerzambulanz) abhängig sein soll, ist für uns keine hinreichende Erklärung.

Wir sehen die Rolle der Psyche bei chronischen Schmerzen aus einer kybernetischen Perspektive. Das heißt: die Chronifizierung von Schmerzen findet nicht statt, weil der Schmerz dauerpräsent ist. Sie findet statt, weil der Schmerz durch die Psyche nicht mehr gegenreguliert werden kann. Wenn man das erst einmal annimmt, dann muss man sich der Möglichkeit stellen, dass alle psychischen Störungen und ihre somatischen Symptome die Psyche in der Möglichkeit einschränken, gegen zu regulieren. Dann aber muss man auch jede psychische Störung ernst nehmen, das heißt soweit möglich behandeln. Dies trifft in der Schmerzambulanz der Uni Magdeburg auf 67 bis zu 70 % der Patienten zu.

Aber – und das ist die erste These in diesem Buch -:

These 1
Die Phänomenologie psychischer Störungen (Depression) außerhalb der Psychiatrie ist eine andere als in der Psychiatrie. Das Spektrum psychiatrischer Patienten außerhalb der Psychiatrie ist ein anderes als das innerhalb der Psychiatrie.

Um das Tätigkeitsfeld und das Selbstverständnis von Liaisonpsychiatrie in einer Schmerzambulanz zu verstehen, habe ich das Buch in 3 Teile eingeteilt.

- **Was macht Liaison besser als Konsil??**
- **Was sind die somatischen Symptome einer psychischen Störung?**
- **Was sind die Möglichkeiten der Therapie?**

Was macht Liaison besser?

2

Gesetzt den Fall, man ist auf Konsilpsychiater angewiesen

Zusammenfassung

Am Anfang steht die bisherige Definition von Liaison und Konsil.

Am Anfang steht die bisherige Definition von Liaison und Konsil
Nach Diefenbacher wird definiert [5]:

- Der Konsiliararzt ist Unterstützer eines anderen Arztes bei dessen Tätigkeit. Der Konsilarzt wird nur auf Anforderung tätig.
- Der Liaisonarzt dagegen ist ein ständig präsenter Arzt. Er hilft nicht nur dem ärztlichen Kollegen, sondern sensibilisiert auch das Team.

Dies soll im Weiteren überprüft werden.

2.1 Konsile und ihre Probleme

Niemeier [6] führt 2002 zur Schwierigkeit von Konsilen die Psychosomatiker Petzold und Becker an [7, 8]. Diese beschrieben im Rahmen eines Liaisonmodells belastende Faktoren in der Zusammenarbeit zwischen Dermatologie und Psychosomatik sowohl aus dermatologischer als auch aus psychosomatischer Sicht.

Als belastende Faktoren der Dermatologen werden danach von den Psychosomatikern gesehen:

3

M. Brinkers, *Liaisonpsychiatrie und Schmerztherapie*, essentials,
https://doi.org/10.1007/978-3-662-72062-2_2

- die mögliche Verkennung der Aufgabe der psychosomatischen Medizin als „letzte Instanz für faule Eier" [6],
- ein zu hoher Erwartungshorizont des Dermatologen mit Wunsch nach raschem Therapiefortschritt, dem der Psychosomatiker naturgemäß nicht entsprechen kann,
- eine mangelnde Kenntnis von psychosomatisch-psychotherapeutischen Methoden und der dazugehörigen Nomenklatur sowie
  – die Befürchtung einer Störung des Hierarchieverhältnisses zwischen Arzt und Patienten, das durch Hinzuziehung einer weiteren Person – dem Psychotherapeuten – beeinflusst wird.

Belastende Faktoren der Psychosomatiker – nach Einschätzung der Dermatologen – können sein:

- das bewusste oder unbewusste Abdrängen des Dermatologen auf die somatische Seite der Erkrankung,
- die mangelnde Bereitschaft des Psychotherapeuten, sich medizinnaturwissenschaftlicher Beurteilungen und Empfehlungen zu enthalten, und
- Fehler bei wissenschaftlichen Publikationen, in die der dermatologische Partner zu wenig einbezogen wird.

Die beschriebenen Schwierigkeiten erschienen den Autoren leichter in einem Liaisonmodell als in einem Konsiliarkonzept überwindbar. Dies stimmt schon allein deswegen, weil im Liaisonmodell die Ärzte enger zusammenarbeiten und sich tagtäglich in ihrem Wissen und in ihren Einstellungen abgleichen können (so sie wollen). Das hilft Missverständnissen vorzubeugen und die Einstellungen des jeweils anderen besser kennenzulernen.

2.1.1 Probleme der Zuordnung der Symptome

Auch Thiel et al. [9] schreiben, es sei grundsätzlich ärztliche Aufgabe, parallel nach einer möglichen somatischen Ursache und nach einem möglichen psychodynamischen Sinn einer Symptomatik zu fragen. Bereits Engel habe 1972 darauf hingewiesen, dass Tendenzen in der Psychiatrie bestünden, zunehmend den Dialog mit den somatischen Nachbarfächern der Medizin zu *vernachlässigen*. Das aber ist wichtig:

Je mehr Dialog, desto intensiver kann man sich über einen dezidierten Fall unterhalten und auch unangenehme Wahrheiten austauschen.

Dann kann auch dem entgegengewirkt werden, was Thiel et al. anmerken:

„Sowohl bei Psychiatern als auch bei Internisten besteht häufig die (unbewußte) Tendenz, sämtliche Symptome psychisch kranker Patienten als ausschließlich oder überwiegend psychogen zu interpretieren." „Für den Psychiater kann eine solche Sichtweise …entlastend sein; sie kann von der Verantwortung entbinden, sich mit außerhalb der eigenen Kompetenzen liegenden somatischen Fragestellungen auseinander zu setzen und erlaubt stattdessen, sich auf eher vertraute Tätigkeiten zu konzentrieren."

Diese Tendenz bewirkt laut Lederbogen, [10] dass Schizophrene eine bis zu 30 Jahren geringere Lebenserwartung haben.

2.1.2 Probleme der Stellung eines Konsils

Die CL-Literatur hat zusätzliche Schwierigkeiten bei Konsilen beschrieben:

So hängt die Anforderung von Konsilen vom Wissensstand des somatisch tätigen Arztes ab [11].

Der CL-Psychiater erstellt nur bei max. 3 % der Patienten eines Krankenhauses ein Konsil [12].

Bei affektiven Störungen werden nur in 30 % der Fälle korrekte Diagnosen gestellt [13].

Nach Delius et al. [14] liegt der Anteil korrekter Verdachtsdiagnosen (des konsilanfordernden Arztes) für das Konsil bei 25 %, laut Kreil et al. bei 33,9 % [15].

In der Untersuchung von Gahr et al. [16] war auf 19 % der Konsile erst gar keine Fragestellung notiert, bei Kreil et al. bei 30,1 % [15].

Diefenbacher nannte Konsile an den Psychiater immer die „Formulierung des Unbehagens".

So geben Windhager et al. [12] wie auch Rothenhäusler [1] als Zahl für Konsile 2,6–3,3 % der Patienten an also weniger als 10 % des Bedarfs. Laut dem Jahresbericht der Uniklinik Freiburg 2010 [17] sind es beim psychosomatischen Konsildienst nur 0,5–2,0 %.

Chen [18] hat sich 2016 mit dem Problem der fehlenden Konsilanforderungen von Patienten beschäftigt. Als Faktoren, die die Überweisungen verbessern nannte er:

(1) aufseiten des Konsilarztes: engagierter CLD, aktiver CL Consultant, kollaboratives Screening [19],

(2) aufseiten der Konsilanforderer: internistische Spezialisierung des Primärarztes, angenehmer Umgang mit CLD (vgl. [7, 8]).

2.1.3 Probleme aufseiten des Konsilarztes

Ein weiteres Problem der Konsile besteht einerseits in der niedrigen Konsilzahl, andererseits aber auch in der Abhängigkeit von der Verfügbarkeit der Konsiliarii vor Ort.

Nach Patel (2016) [20] **ist** es für eine vermehrte Vorstellung beim Psychiater zur weiteren Therapie nicht so sehr wichtig, dass einmal der Konsiliarius ein Konsil durchführt. Für den Allgemeinmediziner wird es erst dann interessant, wenn er merkt, dass die Konsiliarii wirklich mit dem Einzelfall beschäftigen [18]. Dies machen die Allgemeinmediziner in der Untersuchung daran fest, dass ihnen eine konkrete Terminplanung für ein weiteres Vorgehen gegeben wurde und sie von der Klinik aus auch weiter an die im Konsil vorgeschlagenen Maßnahmen erinnert wurden.

Die bisherige Konsilfrequenz ist zu niedrig [21]. Von sich aus suchen Patienten mit somatischen Symptomen als Ausdruck einer psychischen Krankheit [22] meist nicht den Psychiater auf.

Maßnahmen gegen die niedrige Konsilzahl müssen zuerst von der Seite der Konsiliarii kommen.

- Je öfter der Konsilarzt beim betreuten Fach tätig ist, desto eher findet er mit den dortigen Ärzten eine „gemeinsame Sprache". Dies senkt das Mißtrauen, erhöht das Verständnis für die Gegenseite [6–8] und erhöht dadurch die Konsilzahl.
- Wenn man pro Patient nur einmal zum Konsil geht, die Empfehlungen nur auf das Formular aufschreibt, wird das Konsil zu etwas, das nur beim Diktat des Briefes erwähnt wird. Eine Umsetzung der Empfehlungen passiert nicht [23], kann keine positiven Erfolge zeitigen und damit den Stationsarzt nicht in einem ähnlichen Fall zu einem erneuten Konsil motivieren [24].

2.2 Fester Ansprechpartner als Alternative

Zwischen den beiden Polen einer Konsil-/Liaisondefinition gibt es dazu verschiedene Modelle.

Ein Lösungsweg, die Zahl der Konsile zu verbessern besteht darin, **konkrete und konstante Ansprechpartner als Konsilärzte anzubieten (sogenanntes shared care Modell).**

2.2.1 Quasi-Liaison/hybrides Modell/Visitenmodell

Am häufigsten ist dabei die Variante,

- dass ein Arzt an bestimmten Tagen in der Woche kommt und ihm alle Patienten vorgestellt werden (= „Quasi-Liaison", [25] bzw.,
- dass den Stationen bekannt ist, wie (z. B. unter welcher Nummer) der Arzt erreichbar ist (z. B. festinstalliert in der Notaufnahme = hybrides Modell [26]) oder welche **Krankenschwester** als fester Ansprechpartner und Kontakt zum CL vor Ort und damit dem zuständigen Arzt [27] erreichbar ist, bzw.
- dass ein Arzt immer bei den Visiten der zu betreuenden Station präsent ist [6].

In diesen Varianten liegt der Prozentsatz der gesehenen Patienten höher als 2,5 % – bei etwa 5 %[1] [29, 30]).

Arbeiten von Younes et al. [31] haben 2008 den Effekt einer solchen Zusammenarbeit von Psychiater und Allgemeinmediziner untersucht mit der Schlussfolgerung: Es kommt zu einer größeren Zufriedenheit der Patienten mit „üblichen psychischen Störungen". Auch Archer et al. [18] haben 2012 eine ähnliche Untersuchung zum speziellen Thema der Versorgung von Depressionen oder Angststörungen durchgeführt. Ergebnis: Es kam zu einer signifikanten Verbesserung Erwachsener mit Depressionen, oder Angstpatienten hinsichtlich einer Verbesserung der mental-health-Lebensqualität und Patientenzufriedenheit.

Derselbe Zweck wird aber auch erreicht, wenn die Zusammenarbeit von einem Case Manager gesteuert wird, der dann konkret mit Psychiatern und Allgemeinmedizinern zusammen arbeitet = „Collaborative care" [32].

---

[1] Interessanterweise ergab eine prospektive Untersuchung zu unserem Akutschmerzdienst auf einer chirurgischen Station, dass durch die Bekanntheit und Verfügbarkeit des Dienstes die Zahl der Konsile bei über 7 % liegt [28].

Zusammengefasst besteht also eine Lösung der Erhöhung der Konsilzahl in der von den Konsiliarii gesteigerten Präsenz.

2.2.2 NACHTEIL Quasi-Liaison

Diese Varianten haben gemeinsam, dass ein bestimmter Arzt sich ständig für eine bestimmte Einrichtung/Ambulanz/Station die Patienten ansieht. Gleichwohl werden die Konsiliarii angefordert, womit sie der Definition von Diefenbacher der ständigen Präsenz bei Liaison widersprechen. Sie tragen damit auch immer noch den Hauptnachteil der Konsiltätigkeit in sich: wer vorgestellt wird, bestimmt derjenige, der das Konsil anfordert.

2.3   Ständige Präsenz als Alternative = Liaison?

Ist die ständige Präsenz des Konsil- Liaison-Arztes (CL) schon die Lösung?

So hat etwa **Koellner** [33] ein Modell präsentiert, bei dem er als Psychosomatiker zwar ständig auf der (Schmerz-) Station präsent war. Aber er musste trotzdem angefordert werden. Ergebnis: Herr Koellner hat „nur" 22 % der Patienten gesehen.

Koellner [33] hat damit gezeigt, dass die ständige Präsenz **nicht** zur Befundung **aller** vorgestellten Patienten führt. Vielmehr bewirkt sie **allein** eine höhere Anforderungsrate als beim Konsilarzt.

Liaisontätigkeit heißt also neben ständiger Präsenz auch das **unaufgeforderte** Befunden eines jeden Patienten. In der Schmerzambulanz der Uni Magdeburg dagegen werden alle Neuaufnahmen vom Psychiater gesehen und er ist auch in die schmerztherapeutische Behandlung aller Patienten einbezogen (weil er die Zusatzbezeichnung Schmerztherapie hat). Ergebnis: er sieht 100 % der Patienten.

Wenn im Folgenden von Liaison die Rede ist, dann ist damit das Magdeburger Modell gemeint = 100 % der Patienten werden vom ständig präsenten Psychiater gesehen.

2.4   Liaison

Das Problem des Konsils liegt nicht allein an der zu niedrigen Anzahl, sondern an der Patientenklientel, die es zu begutachten gilt.

2.4.1   Der Konsil- und der Liaisonpsychiater: Merkmale und Unterschiede

Die Psychiater kennen aufgrund der täglichen Arbeit vor allem die psychischen Symptome psychischer Störungen.

Der 1. Unterschied der beiden Pole ist dabei:

Der Konsilarzt erwirbt sich das Wissen bei den Patienten, die er am meisten sieht, also die Patienten der psychiatrischen Station, auf der er arbeitet. Dieses Wissen wendet er in den Konsilen an (plus die bisherige Erfahrung seiner Konsile).

Die Patienten mit psychischen Störungen außerhalb der Psychiatrie geben zuvorderst somatische Symptome als Teil ihrer psychischen Störung an. Sie sind deswegen vor allem in den somatischen Fächern anzutreffen. Also muss man auch in den somatischen Fächern die Patienten mit psychischen Störungen zuvorderst wegen somatischer Beschwerden identifizieren. Also etwa Rückenschmerzen als Symptom einer Depression oder Brustschmerzen als Symptom einer Angststörung. Das Problem dabei ist: den anfordernden somatischen Medizinern ist dies nicht bewusst. Sie fordern Konsile an, weil sie Probleme mit ihren Patienten haben, deren Genese sie nicht identifizieren können.

Der Liaisonarzt dagegen versucht, in den somatischen Kliniken nicht nur psychische, sondern vor allem somatische Symptome für die Erstellung einer psychischen Diagnose mit einzubeziehen. Man könnte also kurz formulieren: Konsilarzt = psychische Psyche, Liaisonarzt = somatische Psyche.

Multiprofessionelle Teams nehmen dabei eine Zwischenstellung ein.

Der 2. Unterscheid des Liaisonpsychiaters zu anderen Formen der Zusammenarbeit ist, dass allein ein Psychiater, der ständig mit einer somatischen Disziplin zusammenarbeitet, auf dem Gebiet des Körperlichen darauf achtet, bei möglichst allen Patienten nach somatischen wie psychischen Ursachen der „körperlichen" Schmerzen zu suchen. Alle anderen Formen von CL sind zu sehr auf die Dichotomie „somatische Symptome untersucht der somatische Mediziner" – „psychische Symptome untersucht der Psychologe = Nichtmediziner/ Konsil-Psychiater" ausgerichtet[2].

Während der Konsiliarius die gestellte Problematik der Konsilanfrage zu beantworten sucht, erkundet der Liaisonpsychiater (LP) auch die Möglichkeit weiterer psychischer Anteile beim Patienten über die Fragestellung hinaus. Dies

---

[2] Es geht hier um Störungen der ICD-10 von F0 bis F5. Persönlichkeitsstörungen (F6) sind von der Betrachtung ausgeschlossen, weil sie keine Symptome, sondern Merkmale haben.
In den Bereichen F0 bis F5 können dagegen somatische Symptome vorkommen. Diese sind das Ziel der vorliegenden Betrachtung.

auch bei Patienten, bei denen der Stationsarzt gar keine entsprechende Frage zur Psyche hat.

Ein Beispiel

Eine Patientin erhält wegen eines Tumors 3×10 mg Morphium/d plus Bedarf (Sevredol 10 mg bis zu 8x/d zusätzlich möglich). Sie nimmt vom Bedarf 4 Stück zusätzlich zur Retardmedikation. Daraufhin wird vom Schmerzdienst das Retardopioid auf 2×60 mg/d erhöht. Daraufhin nimmt die Patientin nicht nur weiter 4mal Bedarf dazu. Sie ist auch nun verwirrt, desorientiert. Die Lösung des Liaisonpsychiaters?

Die Patientin ist mit Opioiden relativ überdosiert. Denn:

Die Patientin hat Angst, Angst vor aufkommenden Schmerzen. Deswegen nimmt sie – in geradezu zwanghafter Weise – die Bedarfsmedikation nicht wegen angestiegener Schmerzen, sondern eben, weil sie Angst vor den Schmerzen hat.

Die Lösung?

Die Patientin erhält $2 \times 0,5$ mg Lorazepam (Tavor®). Das Morphium wird wieder auf 3×10 mg reduziert, da die Bedarfseinnahme nichts mit steigenden Schmerzen zu tun hatte.

Die Folge ist:

Die Patientin ist nicht mehr verwirrt. Sie braucht gar keinen Bedarf. Unter schließlich reduzierter Form von 3×10 mg Morphium (+Lorazepam) sind die Schmerzen nun fast vollkommen verschwunden.◄

These 2

Außerhalb der Liaison besteht die Tendenz, dass Psyche ein Faktor außerhalb der somatischen Medizin ist. Deswegen werden damit auch Nichtmediziner (Psychologen) betraut.

Das Ziel von Konsil- wie Liaisonpsychiatrie (CL) ist die Erfassung von psychischen Störungen von Patienten **außerhalb der Psychiatrie**. Dies ist wichtig, weil

- die meisten Patienten eines Krankenhauses nichtpsychiatrische Patienten sind.
- dabei auch die meisten psychischen Störungen nicht in der Psychiatrie vorhanden sind

- das Gesundheitssystem sonst durch die Einweisung der Patienten allein durch einen niedergelassenen Arzt keine Gegenkontrolle innerhalb des Systems hätte: Würde der CL-Psychiater nicht ebenfalls bei der Aufdeckung psychischer Störungen außerhalb der Psychiatrie tätig sein, würde das, was der Niedergelassene als psychisch ansieht, das einzige Psychische sein. Was er nicht als psychisch ansieht, läge daher in den somatischen Kliniken. Das aber stimmt so nicht – wie in der Einleitung zu diesem Abschn. 2.4 beschrieben.

- es ein Ventil geben muss für die Ärzte der somatischen Kliniken, wenn sie mit einem Patienten nicht zurechtkommen, sich andererseits aber durch die klinischen Fakten gezwungen sehen, ihn noch stationär weiter behandeln zu müssen.

Erforderlich ist daher eine Erhöhung der Patientenzahlen, die psychisch befundet/ behandelt werden müssen. Dabei gehen Konsil – und Liaisonarzt unterschiedliche Wege, denn man sieht, was man kennt (Goethe).

These 3
Die bisherige Definition des Liaisonpsychiaters ist konsiliarpsychiatrisch.

2.4.2 NACHTEIL des Liaisonmodells

Auch Liaisonarbeit hat Nachteile. Besteht nämlich als wesentliches Kennzeichen von Konsilen, dass der Konsilarius für die gesamte Klinik zuständig ist (Innere, Chirurgie, Orthopädie etc.), so besteht der Nachteil des Liaisonarztes darin, dass er sich nur auf eine bestimmte Patientenklientel beschränkt (in meinem Fall Schmerzambulanz) und daher für den Rest der Klinik als Liaisonarzt nicht zur Verfügung steht.

2.4.3 Interprofessionalität

Um diesen Nachteil auszugleichen, liegt eine Möglichkeit in der Optimierung der Teams vor Ort. Dies ist möglich über die Beachtung der Interprofessionalität [34].

Dabei gehen wir hier nicht automatisch vom Einsatz von Psychologen [12] als Inhalt der Interprofessionalität auf. Wir konnten in einem Review [34] zeigen, dass sowohl international [35] als auch national [27]) bereits Pflegepersonal für den CL-Dienst eingeteilt wird. Dies gilt vor allem für den Bereich der Psychiatrie (Screening auf Suizidalität), aber auch schon in der Geriatrie und Orthopädie. Dies besagt noch nichts über eine mögliche erhöhte Zahl von Konsilen. Aber Huyse et al. [36] haben ein Screening-Instrument entwickelt, mit dem auch durch geschultes Pflegepersonal rasch untersucht werden kann, ob Patienten psychisch Risikopatienten sind (mehrere stationäre Aufenthalte, häufige Einlieferungen in Notaufnahmen, psychiatrische Vorgeschichte etc.). Dies wäre auch eine Möglichkeit zur besseren Sensibilisierung für psychische Störungen auf somatischen Stationen.

Inzwischen hat sich für die Psychiatrie der Begriff der Consultation-Liaison-Nurse (CLN) oder der der Mental Health CLN (MHCLN) herausgebildet und etabliert.

2.4.4 Beschreibung des Liaisonmodells

Um eine Schmerzambulanz in dieser Sichtweise arbeiten zu lassen, ist es erforderlich, 100 % der Patienten zu untersuchen. So lässt sich formulieren.

1. Der Liaisonarzt arbeitet an der Schnittstelle zwischen Soma und Psyche.
   Seine Klientel ist dieselbe wie die des von ihm betreuten/beratenen somatischen Arztes.
2. Dies setzt eine verbesserte Kenntnis dessen voraus, was somatisch möglich ist.
3. Dies setzt eine verbesserte Kenntnis dessen voraus, was medikamentös-analgetisch in der Schmerztherapie möglich ist [37]
4. Dies führt zur Ausweitung der Kenntnisse auch der Anästhesisten und anderer Ärzte mit denen zusammengearbeitet wird über Psychopharmaka und Psyche.
5. In dem Augenblick, wo die Assistenzärzte der Schmerzambulanz vermehrt auf die Stationen kommen, ändert sich der Charakter der Konsiltätigkeit. Durch die Kommunikation mit/Integration in das somatische Team erhält die Tätigkeit Merkmale einer Liaison (mehr als einmal unaufgefordert kommen, Besprechung mit dem Team). Dies hat eine höhere Zahl an Patientenkontakten zur Folge als dies bisher von anderen Schmerzdiensten in Deutschland veröffentlicht wurde

6. Dies führt auch zu der Suche nach weiteren Möglichkeiten der Zusammenarbeit, um den Nachteil von Liaison auszugleichen, der nicht auf allen Stationen tätig sein kann (so über die Interprofessionalität.

7. Dies führt auch dazu, dass die so gewonnenen Erkenntnisse besser an Dritte vermittelbar sind (also an somatische Stationen, weil sie dieselben Probleme haben). Dies gilt auch für Vorlesungen, Ausbildungen in der Schmerzambulanz sowie Kontakte zu anderen Kliniken.

8. Nicht zuletzt hat dies auch Auswirkungen auf die Darstellung der Schmerzambulanz nach außen. Also: gegenüber Gerichten = Gutachten.

9. Zukünftiges Ziel ist dabei die erneute Rückkoppelung mit der Anästhesie aber vor allem der Psychiatrie.

2.5 Interdisziplinarität oder Die Stellung des Konsil-/ Liaisonarztes zur anfordernden Klinik

Die hier vorgetragene Definition von Liaisonpsychiatrie bedeutet gleichzeitig eine **interdisziplinäre Arbeit**. Wie auch die Begriffe „Konsil" und „Liaison", so wird auch der Begriff „interdisziplinär" unterschiedlich in der Literatur definiert.

2.5.1 Vom Konsil zur Interdisziplinarität

Um das zu verdeutlichen sei die folgende Tabelle herangezogen. Die grundlegende Arbeit dazu wurde von einer amerikanischen Gesellschaft, des „Center for Integrated Health Solutions", 2013 unternommen.

Vom Autor wurden die Angaben in der amerikanischen Arbeit übersetzt und durch eigene Erfahrung erweitert, sowie in der folgenden Tabelle neu zusammengefasst. Die Originaltabelle wurde um die beiden rechten Spalten erweitert. Zudem wurde eine 7 Stufe hinzugefügt.

Gleichzeitig wurden vom Autor Überlegungen dazu angestellt, in wieweit die klinische Situation in der Universität Magdeburg in dieser Tabelle abbildbar ist. Alles, was noch nicht möglich ist, ist rot markiert. Das heißt: es gibt noch viel zu tun.

Konkret
Tab. 2.1 [38]
Zeile 6 (und 7) in der obigen Tabelle dagegen sind das Optimum, die Liaisonarbeit etwa der Schmerzambulanz der Uni Magdeburg.

Tab. 2.1 Die verschiedenen Formen der interprofessionellen/interdisziplinären Zusammenarbeit. In Anlehnung an: Center for Integrated Health solutions: A Standard Framework for Levels of integrated healthcare and update throughout the document; 2013

Stufe	Zusammenarbeit der Kliniken (Konsildienst zu anfordernder Klinik)	Kommuni-kation	Verständnis für den Anderen	Kurzformel	Wo Konsile?	Hindernisse
1. Minimale Zusammen-arbeit	Verschiedene Systeme, Verschiedene Einrichtungen	selten	Geringschätzung für die Arbeit des Anderen	Niemand kennt meinen Namen. Wer sind Sie?	Einzelkliniken der Uni	Nur Konsil auf Zettel/ Intranet. Keine Kontrolle der Übernahme der Empfehlungen; Konsile nur für den Arztbrief; Kein festes Konsilteam; Hausverbot
2. Basiszusammen-arbeit auf Distanz	Verschiedene Systeme, Verschiedene Einrichtungen	Wiederkehrende Kommunikation; meist schriftlich	Betrachten einander als Ressource	Ich helfe Ihren Patienten	Konsile für andere Kliniken; z.B. Gynäkologie, Palliativ-medizin	Fehlendes echtes Interesse an Problemlösung; Fehlende Konkrete Fragestellung bei eigener Vorarbeit
3. Basiszusammen-arbeit vor Ort	Ab Stufe 3: Verschiedene Systeme, Gleiche Einrichtungen	Regelmäßige Kommunikation; gelegentlich von Angesicht zu Angesicht	Gewisse Wertschätzung füreinander; Sinn für das große Ganze	Ich bin Ihr Konsilarzt	Die meisten Kliniken der Uni gegenüber Schmerz-konsildienst	Kein Bekannter, ständiger Konsildienst
4. Enge Zusammen-arbeit vor Ort mit etwas System-Integration	Gemeinsamer Zeitablauf oder gemeinsame Aufnahmen	Persönliches Erscheinen, sobald angefordert; Koordiniertes Vorgehen bei schwierigen Patienten	Basisverständnis für die Rolle des Anderen	Wir sind ein Team	In Ansätzen mit einigen wenigen Kliniken	Es werden nicht alle Patienten erfasst, die Konsilziel sein könnten
5. Enge Zusammen-arbeit mit Annäherung an eine integrierte Arbeit	Aktives gemeinsames Suchen nach Lösungen	Häufige persönliche Kommunikation; Wunsch, Teil des Teams zu sein; regelmäßige Arbeitsgruppentreffen, um die Patienten zu besprechen	Tiefergehendes Verständnis für den/ die Anderen	Wir sind ein Team	???	Zusammenarbeit nur innerhalb des Teams der Schmerzam-bulanz oder Qualitätszirkels. Keine Tendenz zur Ausweitung sichtbar
6. Volle Zusammen-arbeit in einer entsprechend umge-wandelten Einrichtung	Die meisten Systemprobleme gelöst	Ständige Kommunikation	Zusammenarbeit wegen gemeinsamem Versorgungskonzept	Treffen um Versorgungs-modell weiter zu entwickeln. Gemeinsam bringen wir anderen bei, wie man als Team für die Verbraucher da ist und ein Pflegesystem gestaltet	Schmerzambulanz	Keine: Gemeinsame Sprache zwischen Psychiater und Anästhesisten.
7. Überlappende Kenntnisse durch gemeinsame Fähigkeiten	Die meisten Systemprobleme gelöst	Ständige Kommunikation	Rollen verwischen		Schmerzambulanz	Keine: Gemeinsame Kenntnisse, Fähigkeiten und Haltungen

Die bisher genannten Probleme von Konsiliar- zu Liaisonpsychiatrie überschneiden sich mit dem Problem der Interdisziplinarität. Am Beispiel der Schmerzambulanz der Uni Magdeburg heißt Interdisziplinarität **formal:**

Mein Kollege und ich (er Anästhesist, ich Psychiater) haben beide die Zusatzausbildungen in Manualtherapie, Schmerztherapie und Palliativmedizin. Auf diesen drei Feldern arbeiten wir interdisziplinär. Eine so verstandene Interdisziplinarität hilft Strukturen und Muster in den Beschwerden der Patienten zu erkennen. Demgegenüber ist eine Zusammenkunft verschiedener medizinscher Fachrichtungen wie bei Tumorkonferenzen multidisziplinär. Hier geht es nur um Datenanhäufung. Diese aber ist nicht ausreichend.

Interdisziplinarität heißt inhaltlich:

- Kenntnis des Psychiaters von Schmerztherapie im Allgemeinen und Opioiden im Besonderen,
- Kenntnis der Psyche beim Anästhesisten. Deswegen habe ich in der Tabelle noch eine 7. Stufe ergänzt.

Für ein Liaisonteam heißt das in der Praxis:

Ein Team besteht erst dann, wenn sich der Psychiater/Psychologe, Psychosomatiker grob mit Periduralkathetern auskennt bzw. einen Perfusor mit Sufenta in orale Morphiummedikation umrechnen kann, bzw. der Anästhesist/Schmerztherapeut einen depressiven von einem hysterischen Patienten unterscheiden kann.

Dies ist nach unserer Ansicht die konkrete Ausformulierung wie sie im 2021 erschienene Buch „Interdisziplinäre Palliativmedizin" [39] als interdisziplinär definiert wird: = Fähigkeiten jenseits der eignen Profession.

These 4

Das heißt also, wenn sich der Liaisonpsychiater auch in dem von ihm betreuten Fach auskennt oder/und mit dem Kollegen vor Ort einen gemeinsamen Wissensbereich hat, dann besteht eine interdisziplinäre Zusammenarbeit.

2.5.2   Scheinbare Nachteile des Liaisonmodells

Frau Lücke ist also einem Missverständnis aufgesessen, wenn sie [40], von einem Liaisonmodell im „traditionellen Sinne" schreibt. Nach Lücke beinhaltet ein solches „traditionelles" Liaisonmodell Training und Beratung des Stationspersonals, Leitung und Verbesserung der Personal-Patient-Interaktion, Routinescreening der Patienten. **Hier ist also nur die Rede einer Empfehlung von außen, nicht von einer Zusammenarbeit im eben definierten Sinne.**

Deswegen fährt sie auch in ihrem Sinne folgerichtig fort:

Das Hauptproblem aber sei, dass (nichtpsychiatrische) Ärzte und das Personal sich vom Liaisonpsychiater eher bevormundet als geholfen fühlen würden. **Diese Annahme ist falsch.** Gerade das Gegenteil ist der Fall. Durch die ständige Kommunikation fallen die Vorurteile weg oder werden zumindest abgebaut, die Mediziner verschiedener Fächer einander gegenüber haben. Das beweist allein schon das Modell der Schmerzambulanz an der Uni Magdeburg mit einem Anästhesisten und einem Psychiater, das seit 2001 hervorragend funktioniert.

Diese Tatsache ist aber nicht neu, sondern wurde von Becker [7] und Petzold [8] schon in den 90er Jahren das 20. Jhdtrs. so beschrieben.

Würde ja auch nicht passieren, wenn der Liaisonpsychiater beispielsweise in einer Schmerzambulanz auch als Schmerztherapeut arbeitet.

Dieses Moment würde nach Lücke bei einem Konsilmodell nicht auftreten, da seine Rolle zum einen zeitlich begrenzt sei, zum anderen der Konsilarzt eher als Berater denn als Teammitglied auftreten würde. **Dies wiederum widerspricht den oben aufgeführten Nachteilen des Konsilwesens.**

An anderer Stelle [25] schrieb Lücke, dass die Sonderrolle des Liaisonpsychiaters innerhalb des Teams, ohne den Kontakt zu facheigenen Kollegen, für den Liaisonpsychiater selber eine Belastung darstellen könnte [25]. **Nach eigener Erfahrung ist genau das Gegenteil der Fall. Wenn etwa das Diagnosenspektrum im Vergleich zur Allgemeinpsychiatrie ein anderes ist, in der Allgemeinpsychiatrie seltene Diagnosen in der Liaisonpsychiatrie eine neue Bedeutung gewinnen oder scheinbar gängige Vorurteile in der Allgemeinpsychiatrie (z. B. hinsichtlich Opioiden) in der Schmerzambulanz so nicht nachvollziehbar sind, dann kann der Kontakt zu facheigenen Kollegen der Psychiatrie schwieriger werden als zu den „fachfremden" Kollegen der Anästhesiologie.**

Stefanie Berger hat zu Interdisziplinarität geschrieben [41].

„...Diese integrierte Zusammenarbeit grenzt die Interprofessionalität bzw. Interdisziplinarität von der Multiprofessionalität bzw. Multidisziplinarität ab.

In der multiprofessionellen bzw. multidisziplinären Versorgung arbeiten zwar verschiedene Berufsgruppen mit dem/ der Patient:in. Patientin, allerdings nicht konsistent abgestimmt in Diagnostik, Zielsetzung, Therapie und Empfehlungen. Beiträge der anderen Professionen bzw. Disziplinen werden in der Multiprofessionalität bzw. Multidisziplinarität nicht zwingend dermaßen berücksichtigt."

Demgegenüber definieren sie zu Interdisziplinarität:

Klare und gemeinsame vereinbarte Zielstellungen, gemeinsamer regelhafter Austausch, eingeteiltes Verständnis zum Arbeitsgegenstand, ein klares Rollenverständnis sowie eine wertschätzende, gleichberechtigte Umgangskultur, die sowohl die Anerkennung als auch Belastung und Kritik in einer sicheren Kommunikationsumgebung ermöglicht, tragen zu gelingender interprofessioneller bzw. interdisziplinärer Arbeit bei.

Das stimmt wohl. Aber:

1) **Aber wie die vorstehende Tabelle zeigt, ist diese Definition nicht hinreichend.**

So kann es zwei Ausprägungsgrade von integrierter Zusammenarbeit geben.

In Stufe 5 werden nicht alle Patienten gemeinsam erfasst.

In Stufe 6 verbleibt die Teamarbeit auf die Schmerzambulanz beschränkt, wirkt sich also nicht auf etwa die Konsile außerhalb der Schmerzambulanz aus (wie unter 1.5.3 beschrieben) oder auf die Erstellung von Sozialgerichtsgurtachten.

Erst Stufe 6 ergibt die Möglichkeit einer gemeinsamen Sprache der verschiedenen Disziplinen.

Stufe 7 gar geht in Richtung einer Verwischung der Grenzen zwischen den Disziplinen.

In unsere Schmerzambulanz heißt das nicht nur (wie oben beschrieben), dass der Psychiater wie der Anästhesist Schmerztherapeut ist. Es heißt auch, dass der Anästhesist einen psychischen Befund erheben kann.

2) **Beitragen heißt nicht automatisch Interdisziplinarität.**

Die Tabelle zeigt wie schwer Zusammenarbeit sein kann. Dabei entsprechen erst die Stufen 6 und 7 der Definition: „Fähigkeiten jenseits der eigenen Profession" aus dem Buch „Interdisziplinäre Palliativmedizin" [39]

Bei Patienten mit (chronischen) Schmerzen ist immer auf die Psyche und das Soma gemeinsam zu achten.

2.6   Zusammenfassung

Bei Konsilen von somatischen Medizinern an Psychiater besteht die Schwachstelle, dass die Konsilanforderung vom Wissen über Psyche der Konsilanforderer
besteht.

a) Vonseiten der nicht-psychiatrischen Ärzte werden die psychischen Störungen unterschätzt. Es wird nur auf die auffälligen Patienten, ihre auffällige
   Vorgeschichte geschaut.

b) Dies ist der Grund, warum nicht einmal 10 % aller Patienten mit psychischen
   Störungen in einem deutschen Krankenhaus auch ein psychiatrisches Konsil
   erhalten.

c) Es gibt verschiedene Modelle um diese Konsilzahl zu erhöhen.

d) Eine ständige Anwesenheit des Konsiliarius ist dabei ein notwendiger, aber
   nicht hinreichender Punkt.

e) Dazu muss der ständig präsente Konsiliarius auch alle Patienten sehen und
   befunden.

f) Neben dieser Präsenz ist von Bedeutung, dass der somatisch arbeitende Arzt
   wie der Liaisonpsychiater über weitere gemeinsame Zusatzfähigkeiten verfü-
   gen. Auf dem Boden dieser Zusatzfähigkeiten findet erst eine interdisziplinäre
   Arbeit statt.

g) Interdisziplinarität ist das Optimum einer Zusammenarbeit von somatisch
   arbeitendem Arzt und Liaisonpsychiater (in einer Schmerzambulanz).

h) Von hier ausgehend verändert sich dann im Konsilstil auch etwa das Verhältnis
   zu anderen Kliniken

i) Dies ist notwendig, weil die Schwachstelle des so definierten Liaisonpsychiaters ist, dass er nur in **einer** Einrichtung tätig sein kann. Also müssen
   Liaisonmerkmale (Beratung des Teams, Interprofessionalität der Stations-
   teams, den Stationen bekannte Schmerzeinrichtung) in den Konsildienst
   eingebaut werden.

Was sind die somatischen Symptome einer psychsichen Störung?

3

Gesetzt den Fall, man habe nur einen Liaisonpsychologen

Zusammenfassung

Bei der Beschreibung der Liaison in Abschn. 2.4 war auf die Bedeutung der somatischen Symptome psychsicher Störungen in der Arbeit außerhalb der Psychiatrie hingewiesen worden.

Bei der Beschreibung der Liaison in Abschn. 2.4 war auf die Bedeutung der somatischen Symptome psychsicher Störungen in der Arbeit außerhalb der Psychiatrie hingewiesen worden.

3.1 Prävalenz oder wem gehört das Soma?

Die Hauptidee dieses Kapitels ist, dass somatische Symptome auch von psychischen Störungen verursacht sein können. Die Psychiatrie der ICD-10 erkennt zu wenig somatische Symptome als Symptome einer psychischen Störung an.

Dabei haben von psychiatrischer Seite 90 % der Patienten mit einer psychischen Störung eine weitere psychische oder somatische Komorbidität [42, 43]. Nach Ebel- und Beichert [44] geben bei den affektiven Störungen nur 10–20 % der Patienten im Vordergrund psychische Symptome an. Also stellen 80–90 % der Patienten somatische Symptome in den Vordergrund. Dies hat zur Folge, dass die psychiatrischen Krankheitsbilder zumindest bei den affektiven Störungen in der Psychiatrie der ICD-10 phänomenologisch anders sind als außerhalb der Psychiatrie. Das macht dem CL das Erkennen psychischer Störungen auf den somatischen Stationen schwerer.

© Der/die Autor(en), exklusiv lizenziert an Springer-Verlag GmbH, DE, ein Teil von Springer Nature 2025
M. Brinkers, *Liaisonpsychiatrie und Schmerztherapie*, essentials,
https://doi.org/10.1007/978-3-662-72062-2_3

Dies gilt erst recht für den somatischen Mediziner. Gerade die ältere Bevölkerung gibt bei affektiven Störungen wie etwa Angst mehr somatische als psychische Symptome an. Geriater warnen daher schon seit langem davor, dass Angststörungen bei älteren Menschen übersehen würden [45], weil sie als Angstsymptome dieselben somatischen Symptome angeben wie jüngere Patienten mit Angina pectoris. Von sich aus suchen Patienten mit somatischen Symptomen als Ausdruck einer psychischen Krankheit [21] meist nicht den Psychiater auf. Dabei haben nach Nimnuan et al. 2001 [46] etwa 52 % aller Neuaufnahmen mindestens ein somatisches Symptom, das medizinisch nicht erklärbar ist.

Als Erklärungen für die Nichtberücksichtigung somatischer Symptome für eine psychische Störung – und damit auch das Nichtanfordern eines Konsils – lassen sich derzeit diskutieren:

a. Die psychischen Störungen werden als reaktiv angesehen (= verschwinden mit der Behandlung der Grunderkrankung) [44].
b. Die somatischen Symptome werden nicht als Teil einer psychischen Störung angesehen (siehe Literatur bei Ebel und Beichert [44]).
c. Das Erfassen subsyndromaler Störungen [47] kann auf beginnende depressive Störungen hindeuten. Aber diese können sich auch ohne Behandlung zurückbilden; diese Instabilität kann verunsichern.
d. Aus dem Screening mittels Fragebogen lassen sich keine Diagnosen herleiten. Aussagen etwa aus der Verwendung des PHQ-9 lassen keine Rückschlüsse auf den tatsächlichen Behandlungsbedarf zu. Zudem werden hier nur psychische Symptome abgefragt.

Unstrittig ist die häufige Komorbidität von Psyche und Soma und die Gefahr, die Krankheitsverläufe zu verkomplizieren, wenn der psychische Faktor beim Patienten übersehen wird. Dies gipfelt in dem Lancet-Artikel „No health without mental health" [48].

Dabei zeigen aber die Daten deutlich etwa für die Depressionen:

• 10 % der Patienten mit einer Depression klagen vordergründig Beschwerden der Psyche und werden deswegen in die Psychiatrie eingewiesen.
• 90 % der Patienten mit einer Depression zeigen vordergründig Beschwerden auf dem Gebiet des Somas und werden deswegen in die Kliniken eingewiesen, die sich mit somatischer Medizin beschäftigen.

Dies haben verschiedene Arbeiten seit langem gezeigt. In einer Auflistung von Arbeiten seit 2004 zu körperlichen Symptomen von Dombrowsky et al. [49] ergaben sich drei Schwerpunkte von somatischen Beschwerden:

- Schmerzen,
- Schwierigkeiten beim Atmen
- Herzklopfen-, jagen

Diese sind auch Bestandteil des Fragebogens von HUNG [50].

Tylee [51] forderte deswegen eine verbesserte Zusammenarbeit zwischen somatischem Mediziner und Psychiater. Das kann mehr sein als Konsilarbeit, aber weniger als Liaisonarbeit.

Derzeit bleibt die Konsilsituation unbefriedigend und insuffizient [52]), was nicht nur an der zu niedrigen Zahl der (Konsile = gestellten Konsilanfragen) liegt. Es fehlt den anfordernden Ärzten an ausreichenden Wissen für psychiatrische Fragestellungen [53]), wenngleich eine Bereitschaft, Psychiater die psychischen Diagnosen behandeln zu lassen, vorhanden ist [54]. Aber dies gilt vonseiten der Konsilanforderer eigentlich nur für bekannte psychische Störungen.

Fehlt also die Diagnosestellung bisher am jeweiligen Patienten unbekannter psychischer Störungen. Aber auch viele psychiatrische Konsilärzte können viele differenzierte Diagnosen so gar nicht stellen, weil

a) es Zeitdiagnosen sind, für die man einen Patienten zu mindestens 4–5 Zeitpunkten hintereinander gesehen haben muss (Stimmungsschwankungen im Sinne einer Zyclothymia – ICD-10: F34.0).

b) Die psychiatrischen Konsiliarii dem Rosenthal-Effekt unterliegen:
   - Es sagt die Literatur: außerhalb der Psychiatrie sind psychische Störung3n von leichterer Ausprägung [55].[1]
   - Die psychiatrischen Konsiliarii sind die stärker ausgeprägten psychischen Befunde aus der Psychiatrie gewohnt und übersehen deswegen schwächer ausgeprägte (somatische) Befunde (weshalb etwa Depressionen schnell nur als „reaktive depressive Störungen" diagnostiziert werden).

---

[1] Dies zeigt sich in der Schmerzambulanz mindestens bei Depressionen. Auch eigene Arbeiten dagegen zeigen, dass die Patienten außerhalb der Psychiatrie bei Depressionen im HAMD niedrigere Werte als Patienten der Allgemeinpsychiatrie aufweisen, wie auch, dass Patienten mit bipolaren Störungen oder Schizophrenien sich nicht in den klassischen Ausprägungsgraden präsentieren.

– Die psychiatrischen Konsiliarii die „normale" Schilderung von Schmerzpatienten nicht so gewohnt sind, als wenn sie täglich in einer Schmerzambulanz arbeiten würden. Sie neigen daher dazu, coenästhetische Schilderungen zu übersehen und als blumenreiche Normvariante abzutun.

Die eigentliche Lösung kann aber darin liegen, dass die somatischen Mediziner vor Ort sensibilisiert sind für psychische Störungen als Ursache der körperlichen Beschwerden ihrer Patienten.[2]

These 5
Eine Erhöhung der Konsilzahlen in einem Gesamtklinikum ist nur möglich über die Sensibilisierung der somatischen Mediziner.
Die Frage ist daher, wie man aufgrund somatischer Symptome eine psychische Diagnose identifizieren kann.

3.2 Verständnis vom Zusammenhang „Soma und Psyche"

Mit den Erfolgen der gegenüber üblicher Schmerz- wie auch psychiatrischer Therapie gegebenen Psychopharmaka änderte sich in der Schmerzambulanz parallel auch die Theoriebildung. Dies bedeutete die schrittweise Abkehr von einem rigiden Ursache-Wirkungs-Denken. Die bisher auf Stationen und in der Literatur anzutreffende Einteilung ist die in Soma und Psyche. Besser ist es einzuteilen in:

- als somatische empfundene Symptome (psychischer oder somatischer Ursache)
- als psychisch empfundene Symptome (psychischer und somatischer Genese)

Damit gibt es (mindestens) vier Möglichkeiten der Symptombildung statt zwei.
Dies eröffnet die Möglichkeit, dass somatische Symptome durch psychische Störungen verursacht werden.

---

[2] Das geht bis dahin, dass man Herzinfarktpatienten unbedingt nach vorbestehender depressiver Herabgestimmtheit vor dem HI fragen sollte. Ohne Antidepressiva leben Patienten mit akutem Herzinfarkt und Depression in der Vorgeschichte nämlich nicht lange.
Dies ist umso wichtiger als die ICD-10 Schmerzen als Symptom einer Depression gar nicht kennt.

Demgegenüber sind im klinischen Alltag immer wieder 2 Formen im Verständnis von Soma zu anzutreffen:

- Schmerztherapie bedeutet = symptomatische Therapie. OP/Chemo/ Bestrahlung dagegen bedeutet kausale Therapie
- wenn die bisherige somatische Therapie keine Erfolge zeitigt, handelt es sich um eine psychische Störung.

Hier wird die Auffassung vertreten, dass die Psyche nicht ein abgeschlossener Bereich von Beschwerden jenseits der körperlichen Beschwerden sei. Vielmehr hält sich die psychische Störung mit somatischen Beschwerden ebenfalls im Bereich des Körperlichen auf.

Sie konkurriert also bei somatischen Beschwerden mit den körperlichen Störungen um die Rolle der „Ursache".

Die Idee war und ist, dass komorbide psychische Faktoren den Verlauf einer körperlichen Störung ungünstig beeinflussen [49]:

- sie verlängern einen stationären Aufenthalt,
- sie erhöhen postoperativ die Menge der erforderlichen Opioide
- sie verschlechtern den klinischen Zustand am Ende einer stationären Behandlung.

Es ist deswegen folgerichtig, bei möglichst vielen (in der Schmerzambulanz bei allen) Patienten den psychischen Status zu erheben. Danach wird überlegt, welchen Einfluss die Psyche auf das präsentierte Krankheitsbild hat; so etwa bei Depression und Schmerz. Dabei kann die psychische Störung konkret führen zu:

- Somatischen Symptomen (HRST, Obstipation; [56]
- Umwandlung psychischer Spannung in Muskelspannung
- Unterschiedliche Darstellung des Krankheitsbildes (etwa durch depressive Persönlichkeitsstörung F34.0)
- Veränderung der Schmerzschwelle nach unten
- Verdeutlichung somatischer Krankheitsbilder, weil kein Coping möglich

In der Konsequenz heißt dies beispielsweise:

Wenn somatische Symptome aber Vorboten einer psychischen Störung sein können, dann kann dies etwa auch gelten bei

- Schwangerschaftsdepressionen. Dabei haben die Patientinnen häufig erstmal nach der Geburt „nur" Schmerzen. Aber im Weiteren entwickelt ein Teil von ihnen auch Depressionen. Waren also die Schmerzen schon Vorboten, hätten sie also dann auch frühzeitig mit Antidepressiva behandelt und so ein Klinischwerden einer Depression verhindert werden können?
- Nicht nur bei den immer wieder erwähnten Depressionen gilt: somatische Symptome werden zuerst genannt. So wird angenommen, dass 50 % der Patienten in einer Koronarangiographieambulanz dort sind wegen Angststörungen als Ursache ihrer Herzschmerzen. Und die Literatur warnt auch vor Unterdiagnostik von Angststörungen [57].

These 6
Kann es nicht vielmehr so sein, dass durch die Verdeckung der Psyche aufgrund der vielen somatischen Symptome, die den Patienten schwer beeinträchtigen, selbst eine mittelgradige Depression sich im Hintergrund der Beschwerden versteckt? Das heißt: der Patient wird von den psychischen Symptomen der Depression weniger beeinträchtigt als von den starken Schmerzen. Früher nannte man das eine larvierte Depression. Die somatischen Symptome umhüllen die Depression wie einen Kokon, der den Schmetterling (= Larve) nur schwach durchscheinen lässt. Und trotzdem ist die Depression vollständig da, und nicht abgeschwächt davon, weil man so wenig durch den Kokon sieht.

3.3   Das dritte Soma: Theoretische Überlegungen

Neben den körperlichen Erkrankungen als Ursache somatischer Symptome (s. dazu Bücher der Medizin) gibt es die hier besprochenen psychischen Erkrankungen/Störungen als Ursache. Als dritte Möglichkeit der Ursache somatischer Symptome zeigt die Manuelle Medizin, dass auch Funktionsstörungen etwa des Bewegungssystems somatische Symptome generieren können.

Soma ist also nicht Soma. Manche Ärzte definieren somatisch nur als das, was man auch (bildlich) darstellen kann. Aber etwa Blockierungen der Wirbelsäule oder tonisierte Muskeln sind nicht abbildbar und trotzdem somatisch.

3.3.1 Beschreibung des funktionellen Denkens

Funktionelles Denken geht davon aus, dass es für Beschwerden eines Patienten keine (mit den Mitteln der wissenschaftlichen Medizin) fassbaren organischen Veränderungen benötigt werden. Funktionelles Denken wäre bei diesem Ansatz schwierig zu definieren, wenn man den gesamten Menschen darin einbezieht. Denn Coenästhesien etwa entstehen durch Transmitterstörungen, die auch nicht mit den Mitteln der wissenschaftlichen Medizin (Labor, Bildgebung) fassbar sind.

These 7
Funktionell bezieht sich daher immer auf den Körper außerhalb der Psyche – ohne allerdings die Psyche außer Acht zu lassen.

Desweiteren besteht die Schwierigkeit, dass sowohl die Innere Medizin als auch die Psychosomatik damit Beschwerdebilder außerhalb des Bewegungssystems meinen. Dabei ist in einer Schmerzambulanz eine funktionelle Störung des Bewegungssystems viel häufiger.

1. Zum funktionellen Denken des Bewegungssystems gehört immer auch das Denken in Funktionsketten. Das bedeutet, dass man etwa bei Schmerzen der Hand nicht nur die Hand untersucht, sondern alle jeweils benachbarten Körperregionen. Dies geht mindestens bis zur Halswirbelsäule. Da die Halswirbelsäule sich aber auch nach dem Gebiss ausrichtet, bezieht dies das Gebiss notwendigerweise mit ein. Da die HWS auch mit der übrigen Wirbelsäule verbunden ist, bezieht dies auch die gesamte Wirbelsäule bis hin zur LWS mit ein. Da LWS-Beschwerden in Zusammenhang mit Kniebeschwerden stehen können und umgekehrt, bezieht dies auch die Untersuchung der Beine ein.

Funktionsketten anzunehmen bedeutet also bei Beschwerden in einer Körperregion immer den gesamten Körper zu untersuchen.

2. Eine eigene Untersuchung zeigt, dass funktionelles Denken nicht nur in vertikaler Richtung (entlang des Bewegungssystems), sondern auch horizontal funktioniert. Wir konnten nachwiesen, dass viszerale OPs das Auftreten von Rückenschmerzen befördern können.

Dazu zwei Beispiele

a) Ein 56-jähriger Mann klagt starke Schmerzen im rechten Arm (Rechtshänder).
Eine oberflächliche neurologische Untersuchung ergibt eine TSR-Abschwächung rechts. Ein MRT ergibt in der Höhe C5/6 und C7/8 Bandscheibenvorfälle. Die Operation ergibt für ein halbes Jahr Ruhe. Danach ist der Schmerz genauso wieder da wie vor der OP.
Es kommt zum Rentenantrag und dementsprechend zum Sozialgerichtsverfahren. In diesem wird er zum Gutachten vorgestellt. Dabei ergibt sich ein sogenanntes „oberes gekreuztes Syndrom."[3]

b) Ein 50-jähriger Tumorpatient aus der Onkologie wird vorgestellt. Er klagt über Schmerzen in der linken Leiste beim Gehen. Zunächst wird in die bisherige

Schmerztherapie optimiert. Das heißt: retardiertes Hydromorphon plus Bedarf sowie Mirtazapin gegen geklagte neuropathische brennende Schmerzqualität. Dennoch klagt der Patient weiter über Schmerzen in der linken Leiste. jedoch nur im Gehen, nicht im Sitzen.

Daraufhin wird im erst wenige Tage zuvor angefertigten CT der Wirbelsäule und des Beckens nach dem Befund geschaut, mit dem Ziel, ob eine Schädigung der Wirbelsäule über die dann erfolgte Tonisierung des M. iliopsoas hinüber zum M. quadriceps einen Schmerz in der Leiste verursacht.

Und so war es auch: In der unteren LWS ist eine nicht dislozierte LWS-Fraktur beschrieben worden. Ein Therapieversuch mit Tolperison reduziert die Schmerzen auf ein erträgliches Schmerzmaß, auch im Gehen (VAS 3).◄

---

[3] Dies meint: Eine Tonuserhöhung von ventralen (Scalenus medius, pectoralis)und dorsalen Muskeln (suboccipitalis, oberer Anteil des Trapezius, levator scapulae) der Schulter-Arm-Hals-Region, sowie entsprechend ventral (tiefe Nackenmuskulatur) und dorsal (rhomboideus, übrige Anteile des Trapezius, serratus anterior) abgeschwächte Muskeln. Insgesamt ergeben diese Muskelgruppen dann ein Kreuz.
Die Ursache der Schmerzen war also ein Engpasssyndrom der rechten Halsseite, bei dem es zu einer Kompression des Plexus brachialis als Ursache der Schmerzen gekommen war.

3.3.2 Konsequenz aus dem Funktionsbegriff

Aus diesen und ähnlichen Erfahrungen heraus geht das Behandlerteam der Schmerzambulanz soweit, dass neben den üblichen Herangehensweisen der somatischen Medizin an Schmerzen – nur da, wo´s wehtut (= sogenannte Davos-Regel) untersuchen – auch immer nachgesehen wird, ob sogenannte Funktionsketten, wie in den beiden Beispielen, nicht auch oder sogar vielmehr betroffen sind.

These 8
Das Denken in Funktionsketten erfordert die Untersuchung des gesamten Menschen, nicht nur da, wo es wehtut.
Das bedeutet statt zwei nun drei Pole für die Verursachung somatischer Symptome anzunehmen: Soma, Psyche und die Funktionsketten.

3.4 Somatoforme Störungen

Dies sind die die „Somatoforme Schmerzstörung" sowie die „Chronische(n) Schmerzen mit somatischen und psychischen Faktoren".

3.4.1 Somatoforme Schmerzstörung

Somatoforme Störungen sind definiert als körperliche Beschwerden ohne erhebbare somatische Ursache.[4] Die bisherige Praxis bei der Verwendung der Diagnose lautet:
Wenn Patienten mit Tumor oder Nichttumor kausal behandelt wurden, kann es keine somatischen Befunde mehr geben. Bei neuen Schmerzen muss daher ein neuer Grund her. Auch, wenn 3 Stents bei KHK erforderlich wurden, gilt

---

[4] Daher wird der Oberbegriff „somatoform" in der ICD-10 wie folgt definiert:

- Wiederholte Darbietung körperlicher Symptome
- Hartnäckige Forderung nach medizinischen Untersuchungen
- Trotz negativer Ergebnisse und Versicherung der Ärzte, dass die Symptome nicht körperlich begründbar sind.

ein neuer Schmerz nun als ohne somatischen Grund, weil doch die bisherigen Schmerzsymptome mit den Stents optimal behandelt wurden. Das bedeutet, es liegt eine somatoforme Störung vor.

Also eine psychische Störung als Ursache der Schmerzen?

Wenn aber mehr somatische Symptome den affektiven Störungen zugesprochen würden [49], würde das weniger somatoforme Störungen bedeuten (zumal in der ICD-10 bei somatoformer Schmerzstörung eine Depression ein Ausschlußgrund für die Diagnosestellung ist).

Das wiederum bedeutet aus unserer Sicht eine neue Einordnung von somatoform als Vorform psychischer Störungen: Irgendetwas ist da, aber es ist nicht genau beschreibbar.

These 9
Würde man somatische Symptome als möglicherweise psychisch verursacht (etwa durch affektive Störungen) in die Überlegungen einbeziehen, dann müsste man nicht immer wieder auf die Diagnose einer somatoformen Störung zurückgreifen.

Wir haben in der Schmerzambulanz allerdings jeden Tag das Gegenteil vor Augen und vier Gruppen von Patienten kennen gelernt, deren Beschwerden als somatoform bezeichnet wurden, ohne dass dies dem Patienten gerecht geworden wäre.

a) Die der Depression zuzurechnenden Symptome wurden in der ICD-10 nicht bei F32,x aufgeführt und stattdessen in die vier Gruppen der somatoformen autonomen Störungen überführt.

b) Die in einer Schmerzambulanz vorkommenden Symptome der Coenästhesie oder der Coenästhopathie werden in der englischsprachigen Literatur mittlerweile als somatoform etikettiert. Dabei sind Coenästhesien mit Antipsychotika schneller therapierbar als somatoforme Störungen mit Psychotherapie.

c) Funktionelle Störungen des Bewegungsapparates werden ebenfalls fälschlicherweise als somatoform gewertet.

d) Eine falsche Medikation und damit ein ausbleibender analgetischer Effekt der Medikation wird mit dem Vorliegen einer somatoformen Störung begründet.

All dies ist falsch.

3.4.2 Chronische Schmerzen mit somatischen und psychischen Faktoren

Diese Diagnose wird wie folgt definiert:
Die chronische Schmerzstörung mit somatischen und psychische Faktoren ist eine Diagnose bei der zunächst ein eindeutiger somatischer Faktor als Ursache die Beschwerden hinreichend erklärt, es nach seiner Beseitigung (etwa Tumor) aber aufgrund psychischer Faktoren zu einer Persistenz der Beschwerden kommt [58].
Diese Diagnose erlebt in den letzten Jahren einen zunehmenden Aufschwung. Als Begründung hört man immer wieder, dass die Krankenkassen ansonsten die multimodale Schmerztherapie nicht bezahlen?
Also eine Diagnose, weil die Krankenkassen es wollen?

Unsere Kritik daran

a) Die 9. Ausgabe der ICD-10 schreibt zu dieser Diagnose:

Diese Diagnose „wurde hier nicht eingefügt, da sie nicht hinreichend von der „anhaltenden somatoformen Schmerzstörung" (F45.40 in der ICD-10-GM) abgrenzbar erscheint."

b) Grundsätzlich hat jeder Patient mit Schmerzen somatische und psychische Faktoren, die man beschreiben kann. Das rechtfertigt aber nicht eine solche Diagnose.

c) Gibt man die OPS-Ziffer für mutimodale Schmerztherapie ins Internet ein, so erhält man als eines der 4 Kriterien die Stellung einer psychischen Diagnose. F45.41 wird nicht explizit genannt. Auch wenn es den Umgang mit den Krankenkassen erleichtert: wenn man eine psychische Störung für die Bezahlung etwa stationärer Therapie braucht, sollte man den CL rufen. Sonst braucht man nicht einmal die interprofessionelle Therapie.

d) Dabei stellt sich die Frage nach dem Umgang von Patienten mit Schmerzen ohne irgendeine psychische Veränderung, die die Kriterien der ICD-10 erfüllt. Kann man dann trotzdem F45.41 feststellen?

e) Bei der Diagnose F45.41 muss man sich vor Augen halten, dass es sich um eine psychische Diagnose handelt. Es geht also nicht um körperliche Störungen wie etwa einen Tumor mit anschließender Anpassungsstörung (F43 nach ICD-10). Eine psychische Störung ist es deswegen, weil somatische Veränderung kaum eine Rolle spielt und psychische Veränderung im Vordergrund steht:

- Ein chronischer Schmerz zunächst somatischer Genese besteht nach Therapie derselben weiter, weil nun psychische Momente den Schmerz weiter unterhalten.
- Die Diagnose F45.41 ist im Prinzip eine somatoforme Schmerzstörung mit körperlichem Beginn.
- Die grundsätzlichen Kriterien für somatoforme Störungen (s. o.) gelten auch für die Unterdiagnose F45.41.

3.4.3   Beispiele für F45.41 und ihre Fehler

Von den deutschen Erstbeschreibern Rief et al. [58] dieser Diagnose wurden aber als Beispiele angegeben:

- Entwicklung chronischer Schmerzsyndrome bei Patienten mit Krebserkrankungen nach Chemotherapie (die Notwendigkeit einer Schmerzmedikation wird dabei nicht genannt)
- Chronische Schmerzerkrankungen nach Knochentraumata

Unsere Kritik daran
Die Beispiele setzen keine adäquate Schmerztherapie voraus. Ist also die Diagnose erfüllt, wenn man Schmerzen hat, weil man sie nicht adäquat behandelt hat? Dies ist der Alltag, wie oben unter 3.2 (wenn bisherige somatische Therapie kein Erfolg = psychisch) aufgeführt.

a) Muss ein somatischer Befund also nicht medikamentös therapiert werden und reicht eine operative Therapie, Chemotherapie bzw. Bestrahlung? Sobald also der Befund verschwindet, verschwindet auch der Schmerz? Dies ist der Rückgriff auf die oben aufgeführte 4. Diagnosegruppe somatischer Störungen (Seite 32 unter d).
b) Oder wird eine solche Diagnose dann erhoben, wenn die Patienten zunächst wegen eines auffälligen somatischen Befundes lege artis operiert worden waren; die Operationen konnten aber nicht erfolgreich sein, weil der somatische Befund diese psychische Diagnose verdeckt hatte, und so eine eindeutige Schmerzreduktion verhinderte?

Besser als irgendwelche psychischen Faktoren im Nachhinein anzunehmen, wäre aber ein psychischer Befund mit zumindest einem Verdacht auf eine dezidierte psychische Diagnose. „Psychische Faktoren" besagen gar nichts. Das ist wie „irgendwie Psyche". „Irgendwie Psyche" lässt sich aber genauso schlecht therapieren wie „Irgendwie Soma".

> **These 10**
> Psyche und Soma sind für psychische Diagnosen wie Depression oder Angststörung keine Gegensätze, denn körperliche Störungen wie psychische Störungen sind beide auf dem Gebiet des Somatischen vorhanden. Umgekehrt ist die falsche Behandlung somatischer Schmerzen kein Beweis psychisch verursachter Schmerzen. Es ist die Aufgabe des CL- auf somatischem Gebiet der Frage nachzugehen: körperliche oder psychische Ursache?

3.4.4 Konsequenzen aus der Einordnung somatischer Symptome als psychisch generiert

Grundsätzlich muss der Psychiater wissen, was Psyche somatisch kann: Störungen im Herz-Kreislauf-System (Herzklopfen bis hin zu Rhythmusstörungen), Atem- und Verdauungs-problemen sowie Miktionsstörungen.

Dass körperliche Symptome auch von einer psychischen Diagnose verursacht sein können, bedeutet nicht sofort das Vorliegen einer somatoformen Störung.

Auch der Psychiater muss daher einen Patienten vollständig körperlich untersuchen können; optimalerweise besitzt er eine Ausbildung in Manualtherapie.

Reines Kausalitätsdenken erschwert die Arbeit. Psychische Störungen sind vielmehr ein wichtiges Element der Chronifizierung und behindern das Gehirn in seiner Ressourcennutzung.

Eine Schmerzambulanz mit einem somatischen Mediziner (Anästhesisten) und einem Psychologen bedient zwar beide Ebenen, aber es klafft die Lücke somatischer Symptome psychischer Genese.

Konsilärzte lernen nicht das Fach „Konsilwesen", sondern erwerben in ihrer Klinik das Wissen ihres Faches, das sie dann beim Konsil anwenden.

Die Psychiatrie ist dabei das einzige Fach der Medizin, in dem sich die Störungen außerhalb des Faches anders präsentieren als innerhalb des Faches. Während die Psychosomatik immer wieder die Beziehung von Soma und Psyche in der gesamten Medizin für den einzelnen Patienten neu definiert, ist die Psychiatrie der ICD-10 primär auf psychische Symptome ausgerichtet.

3.5   Zusammenfassung

Die Da-wos-Regel (Untersuchen nur da, wo es weht tut) ist der Grund allen Übels für das somatische Schmerzverständnis.

„Funktionell" allein als Begriff im Rahmen psychischer Störungen zu sehen, ist der Grund allen Übels im psychosomatischen Schmerzverständnis.

„Soma" als Wirkbereich psychischen Erlebens nicht ernst zu nehmen, ist der Grund allen Übels im psychiatrischen Schmerzverständnis.

Was sind die Möglichkeiten der Therapie?

4

Gesetzt den Fall, keiner in der Schmerzambulanz kennt sich wirklich mit Psychopharmaka aus

Zusammenfassung

Eine schlechte Therapie ist kein Grund für die Diagnose einer psychischen Störung.

Zunächst sind zwei Grundsätze vorweg zu stellen:

- Eine schlechte Therapie ist kein Grund für die Diagnose einer psychischen Störung.
- Medikamente sollten so gegeben werden, dass sie dem Schmerzbild (bestehend aus Soma und Psyche) angepasst sind.

4.1 Bisheriger Ist-Zustand: Psyche und Schmerztherapie

Das Problem bei Schmerzpatienten ist, dass in der alltäglichen Praxis Patienten dann als psychisch etikettiert werden, wenn bisherige operative, medikamentöse [59] Therapien versagt haben.

Dies erweist sich dann als Falle für den Konsiliarius. Diese Falle hat zwei Seiten

a) Vonseiten der somatischen Mediziner, zuvorderst bei den operativen Fächern. Die Operateure sind oft genug von zwei Dingen überzeugt.

© Der/die Autor(en), exklusiv lizenziert an Springer-Verlag GmbH, DE, ein Teil von Springer Nature 2025
M. Brinkers, *Liaisonpsychiatrie und Schmerztherapie*, essentials,
https://doi.org/10.1007/978-3-662-72062-2_4

- Nach einer OP sind die Patienten zufrieden. Mit unzufriedenen Pati-
  enten kann man nur schwer umgehen oder die Ärzte etikettieren die
  Unzufriedenheit als „psychisch auffällig".
- Nach einer OP handeln Operateure oft so, als bräuchten die Pateinten mit
  Ausnahme von Entzündungshemmern und vielleicht Opioiden bei Bedarf
  keine weitere Medikation wie etwa Psychopharmaka.

b) Auch die Psychiatrie ist an diesem Dilemma nicht unschuldig. In ihrem Arti-
   kel über eine neue Diagnose (F45.41) gaben die Autoren [58] als Beispiel
   für eine chronische Schmerzstörung mit somatischen und psychischen Faktoren einen Tumorpatienten an, der trotz OP und Chemo/Bestrahlung immer
   noch Schmerzen hat. Also braucht offensichtlich auch nach diesen Autoren ein
   Tumorpatient nach diesen Maßnahmen keine Opioide. Und wenn der Patient
   dann Schmerzen hat? Dies führt in die Falle für den Konsiliarius: der Ope-
   rateur sagt, es ist aus körperlicher Sicht alles gegen die Schmerzen getan. Es
   kann sich nur um eine psychische Störung handeln. Der Psychiater/Psychologe
   weist dann die somatoforme Störung nach.

Wichtig wäre aber

a) eine vernünftige Schmerztherapie unter Einbeziehung der Opioide.
   Die ist aber schwierig, solange selbst psychiatrische Kollegen Meinungen
   vertreten wie
   „Ihre Aufgabe als Liaisonpsychiater ist es doch, die Anästhesisten daran zu
   hindern, Opioide zu geben."
   Oder
   „Bei Psychotherapie darf es keine Opioideinnahme geben, weil Untersu-
   chungen belegen, dass Opioide zur „Ich-Schwäche" führen und damit eine
   Psychotherapie unmöglich machen oder zumindest behindern."

b) Erhebung eines psychischen Befundes vor der OP, nicht erst nach der OP,
   wenn man herausfinden möchte, warum die Patienten weiter Schmerzen
   haben.

c) Schmerztherapie unter Einbeziehung vom Soma und Psyche ist dabei meist
   kein „Entweder-Oder", sondern ein „Sowohl-Als auch" oder ein „Trotzdem".
   Sie ist kein „entweder hat die Patientin eine Konversionsstörung oder ein
   Komplex regionales Schmerzsyndrom (CRPS[1])" oder „entweder bekommt der
   Patient Analgetika oder Psychotherapie".

---

[1] Früher bekannt als Morbus Sudeck.

d) Gerade die Opioideinnahme erweist sich häufig als Hindernis: Laut ICD-10 braucht es 3 von 6 Kriterien für das Vorliegen einer Opioidabhängigkeit. Aber es hat sich bei manchen Krankenkassen wie auch Rehakliniken längst eingebürgert, dass die Tatsache der Opioideinnahme selber allein schon die Opioidabhängigkeit beweist.

So kann man keinen zwanglosen Zugang zu Opioiden bekommen.[2]

4.2 Medikamentöse Therapien

Zunächst sind drei Grundsätze aufzustellen:

- Der Konsiliar-/Liaison-Psychiater (CL) ist der Herr der Therapie: Ich möchte immer wissen, wo ich gerade mit meiner Therapie bin.
- Der CL möchte mit möglichst wenig Maßnahmen möglichst viel erreichen
- Aus den Therapien des CL sollte ein nachfolgender Dritter auf die Kennzeichen der Schmerzen des Patienten schließen können

These 11
Man kann nicht sinnvoll über die Psyche beim Patienten reden, wenn man nicht mit medikamentöser Schmerztherapie bewandert ist.

4.2.1 Schwierigkeiten der Therapie

Psyche ist nicht dann automatisch die Diagnose, nur weil man inadäquat mit analgetischer Medikation umgeht (z. B. Targin® 5 mg z. N. bei chronischen Schmerzen).

---

[2] Zwangloser Umgang mit Opioiden heißt nicht, alle Patienten wahllos mit Opioiden zu behandeln. In der Schmerzambulanz der Universität Magdeburg stehen die starken Opioide mengenmäßig an vierter Stelle der Verordnungen.

Deswegen haben wir (zunächst für die Ärzte der Anästhesie) ein Heftchen erstellt, in dem in der Art eines Leitfadens die Schmerztherapie mit konkreten Beispielen dargestellt wird. Das Heftchen ist gerade so groß, dass es in die Kitteltasche passt. Dadurch kann der Assistenzarzt immer nachschlagen.

Bevor man also eine psychische Störung diagnostiziert, sollte man erst einmal die Schmerzen (soweit nötig und möglich) medikamentös adäquat therapieren.

Natürlich ist so manche psychische Störung mühelos ohne körperliche Untersuchung als psychisch identifizierbar, wie etwa die paranoid-halluzinatorische Schizophrenie. Dies gilt aber in einer Schmerzambulanz in den meisten Fällen nicht. So haben schizophrene Patienten, die in eine Schmerzambulanz kommen, weniger drastische psychische Symptome als eine Schizophrenie in der Allgemeinpsychiatrie. Und selbst, wenn sie eine Psychose aus dem schizophrenen Formenkreis haben, dann sind es unauffälligere Störungen wie eine zykloide Psychose oder polymorphe Störungen etc.

Oft genug – so etwa bei depressiven Syndromen – scheint es sich um Anpassungsstörungen bei „therapieresistenten" Schmerzen zu handeln (die in Wirklichkeit Schmerzen im Rahmen einer Depression nach F32.x sind). Würde man also diagnosebezogen therapieren, könnte man beurteilen, wie therapieresistent diese Störung eigentlich wirklich ist.

Eine zusätzliche Schwierigkeit besteht darin, dass manche Ärzte und Krankenkassen die medikamentöse Behandlung einer Depression und ihrer somatischen Symptome mit Antidepressiva (neben den Schmerzmedikamenten) auch als „nur" medikamentöse Behandlung auffassen und damit als monomodal etikettieren. Aus unserer Sicht ist die Behandlung der Psyche – ob nun mit Medikamenten oder mit Psychotherapie – neben der eigentlichen somatischen Schmerztherapie (etwa nach OP der Wirbelsäule) auf jeden Fall immer multimodal.

Etikettiert man diese Vorgehensweise als monomodal (weil ja nur Medikamente gegeben werden), so ist damit impliziert, psychische Störungen könnten nur mit Psychotherapie behandelt werden, also mit Maßnahmen, mit denen „echte" somatische Symptome nicht behandelt werden können. Wer so denkt, hat die Zweiteilung Soma hier – Psyche dort zementiert.

4.2.2   Die Medikamente im Einzelnen

Als erstes sind die Opioide zu besprechen
Es gibt Einschränkungen bei der Verwendung von Opioiden

a) Opioide ersetzen keine Psychopharmaka

b) Opioide wirken nicht bei Kopf-/Gesichtsschmerzen
c) NSAID sind kein Ersatz für Opioide, vor allem dann nicht, wenn absehbar ist, dass die Therapie länger dauert oder/und der Patient schon Nebenwirkungen hat (Magenschmerzen).
d) Opioide sind bei Muskelschmerzen (und oft auch bei Neuropathien) wenig hilfreich.
e) Die Einnahme eines Opioids ist kein Beweis für eine Opiatabhängigkeit.

Bevorzugt mit starken Opioiden wurden nach 2001 in der Schmerzambulanz Tumorschmerzen behandelt, aber auch Operationen an Knochen.

Entsprechend der vermehrten Diagnosestellung psychischer Störungen (67–70 % der Patienten) wurde in der Schmerzambulanz auch der Versuch unternommen, die Zahl der gegebenen starken Opioide einzuschränken und stattdessen auf Psychopharmaka zu setzen. Hier ist vor allem auf die Wirbelsäulenschmerzen hinzuweisen, die in der Schmerzambulanz im Vergleich zu den Tumorpatienten häufiger mit Psychopharmaka und deutlich seltener mit starken Opioiden behandelt wurden.

Dabei zeigen Schmerzdiagnosen wie die schmerzhaften Coenästhesien, dass starke Opioide kein „Muss" sind. Patienten mit psychischen Diagnosen/Symptomen (wie Coenästhesien) erhalten nur selten Opioide. Dies ist auch vor dem Hintergrund zu sehen, dass nach **RAY** [60] verglichen mit Antikonvulsiva und Antidepressiva die retardierten Opioide mit einem höheren Mortalitätsrisiko verbunden sein sollen.

Andererseits sind Nebenwirkungen bei „somatischen Therapien" wie der Opioidgabe nicht zwingend Nebenwirkungen der Opioide. Zuwenig wird dabei auf gleichzeitig gegebene andere Medikamente geachtet (wie Diuretikagabe). Dennoch finden bei auftretenden Problemen wie Delir entsprechende Konsile statt mit der Frage, ob das Delir durch die Opioide verursacht wurde. Während diese Konstellation den in Schmerztherapie unerfahrenen Konsilarzt dazu verleiten könnte, das Absetzen der Opioide zu empfehlen, stellt sich für den Liaisonpsychiater der Schmerzambulanz die Frage nach der kausalen Verkettung von Opioiden und etwa Halluzinationen/Deliren. Dies hat mehrere Aspekte:

Insgesamt erwies sich die strikte Zuordnung von Halluzinationen **allein** zu Opioiden bisher als nicht möglich, unter anderem, weil

a) entweder die Patienten auch viele andere Medikamente eingenommen hatten, die potenziell Halluzinationen auslösen konnten (z. B. Cisplatin: [61]).
b) es nicht entscheidbar war, ob es nicht im Rahmen der Terminal/Finalphase zu den Halluzinationen gekommen war [62],
c) der betreffende Patient mit den Schmerzen noch eine Lewy-Body-Demenz hatte [63].

Vor allem Propofol [64], seltener Ketamin [65] werden in der Schmerztherapie als Verstärker der Schmerzmedikamente eingesetzt; wenn Patienten trotz adaptierter Gabe von Opioiden noch stärkste Schmerzen haben [66]. Diese können dann entsprechend ebenfalls zu optischen Halluzinationen führen.

Psychopharmaka
Es bestehen mehrere Irrtümer bei der Verwendung von Psychopharmaka.

a) **Antidepressiva werden als Schlafmedikament angesehen.**

Zitiert wird hier immer das Faktum, dass im Niedergelassenenbereich nicht nur Depressionen nicht erkannt werden, sondern dass die Depressionen auch nicht hinreichend therapiert werden. Dabei werden Zahlen genannt von 50 % der Patienten [44] bis hinunter auf 21 % [67]. „Antidepressive Medikation " heißt aber nicht immer antidepressive Therapie. Gemeint ist damit zunächst nur die Gabe der Medikamente als solches gewesen. Bei den einweisenden Ärzten ist daher die Dosis der Antidepressiva zu oft zu niedrig dosiert (etwa 10 mg Amitriptylin zur Nacht) und auch zu niedrig für Schmerztherapie. Vielmehr war es gerade in den 90er Jahren so, dass AD eher gern als Schlafmedikation verordnet wurden.

Eine Indikation als Sedativum besteht aber nur für Trimipramin.

b) **Antidepressiva dienen zur Analgetikaeinsparung.**

Gleichzeitig kam die Idee auf, mit Antidepressiva würde man Analgetika einsparen können Eine solche Maßnahme würde bedeuten, dass ein Patient mit einer definierten Opioiddosis perfekt im Hinblick auf seine Schmerzen eingestellt wäre. Würde man ihm nun Antidepressiva geben, wäre er auch mit einer niedrigeren Dosis perfekt eingestellt. So etwas gibt es nicht. Vielmehr verhält es sich so, dass bei neuropathischen Schmerzen zu oft zuviele Analgetika (Opioide) gegeben werden. In der Praxis hat sich gezeigt, dass sich bei neuropathischen Schmerzen die erforderlichen Psychopharmaka nicht durch Opioide ersetzen lassen [68]. Tut man dies trotzdem, erhöht man nur die Nebenwirkungen – ohne eine erhöhte Wirkung. Diese falsch zu hohe und nicht perfekte Analgetikadosis lässt sich durch Psychopharmaka ersetzen. Das ist dann aber keine Analgetiareduktion.

Die Psychopharmaka der Schmerzambulanz wurden nach 2001 gegen psychische Störungen, aber auch gegen neuropathische Schmerzen verwendet.

Die Schmerzen werden dabei in der Schmerzambulanz nach den Schmerzqualitäten behandelt, die die Patienten berichten (s. dazu Abb. 4.1).

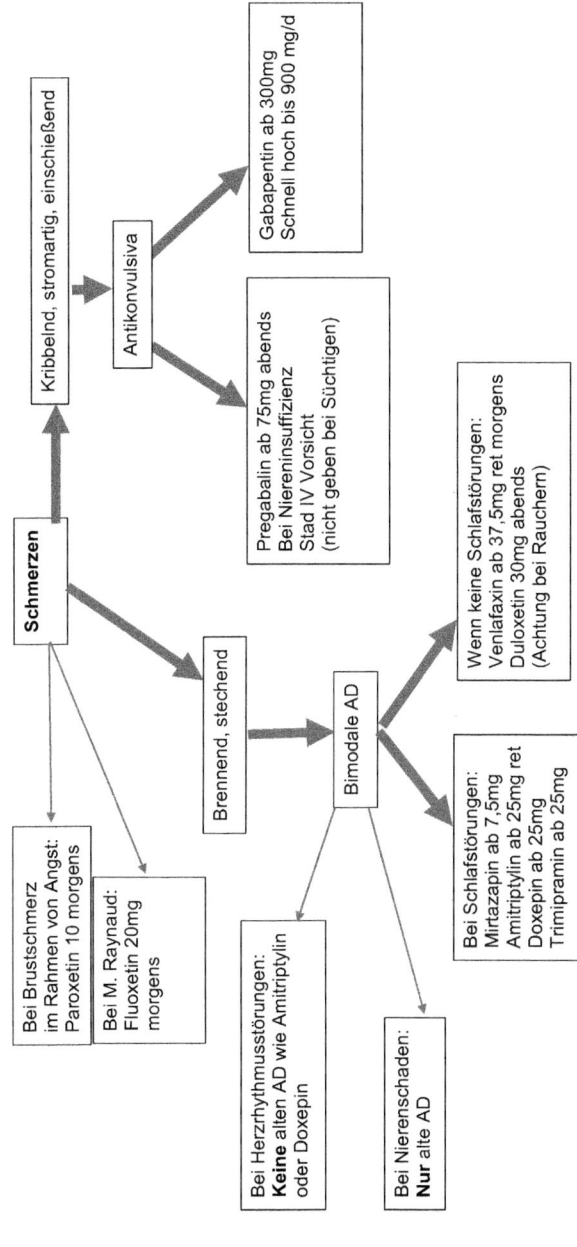

Abb. 4.1 Algorithmus zur Schmerztherapie mit Psychopharmaka

a) Die nozizeptiven Schmerzqualität „krampfend" wird mit Novaminsulfon und „dumpf-drückend" mit Opioiden behandelt.

b) Bei den nozizeptiven Schmerzen bildet die Gruppe der am Knochen operierten Patienten eine Ausnahme. Es hat sich oft bewährt, hier auch dann Opioide zu versuchen, wenn die Patienten keine dumpfen oder drückenden Schmerzen berichten.

c) Die neuropathischen Qualitäten „brennend, stechend, schneidend" werden mit Antidepressiva und „kribbelnd, elektrisierend, einschießend" mit Antikonvulsiva behandelt (s. Abb. nächste Seite).

Uns war eine reduzierte Verwendung starker Opioide möglich durch die Betonung von Psychopharmaka bei neuropathischen Schmerzen. Dies hat in der Schmerzambulanz dazu geführt, dass Psychopharmaka in der Schmerztherapie eine deutlichere Rolle gegenüber den Opioiden spielen. Am meisten von den hier aufgeführten Medikamentenklassen wurden Antidepressiva gegeben. Dann folgen schwache Opioide, Antikonvulsiva und erst dann die starken Opioide. Dies ist vor dem Hintergrund wichtig, dass mittlerweile die angestrebte Höchstmenge von Opioiden bei 120 mg Morphinäquivalent/d angesehen wird [69]. Allerdings gibt es bisher keine Zahlen dazu, bei welcher universitären Schmerzambulanz in Deutschland und bei welcher Schmerzklientel wieviele Patienten diese Menge überschreiten.

4.2.3 Einfluss des Liaisonpsychiaters

Gerade bei den Psychopharmaka zeigt sich der besondere Einfluss des LP auf medikamentöse Therapien. Vor dem Hintergrund, dass somatische Symptome auch Symptome einer psychischen Störung sein können, besteht außerdem die Möglichkeit, Psychopharmaka sowohl für psychische als auch gleichzeitig für somatische Symptome einzusetzen.

Das wiederum hat im Gegenzug zur Folge, dass in der Liaisonpsychiatrie der Schmerzambulanz analgetisch (meist) unwirksame Antidepressiva wie die SSRI nur selten eingesetzt werden – im Gegensatz zur Konsiliarpsychiatrie [4].

Insgesamt erhielten ab 2001 62 % aller Patienten Psychopharmaka. Dabei lässt sich beim einzelnen Patienten nicht immer definieren, ob die Psychopharmaka gegen die somatische Störung (bis hin zu seltenen Neuropathien [70] oder gegen

Tab 4.1 Etablierter Einsatz der verschiedenen Psychopharmakaklassen bei Psyche und Schmerzart

Psychopharmakon	Psyche	Schmerz
Antidepressiva	Depression[a], Angststörungen	Periphere Neuropathien,
Antiepileptika[d],	AE allgemein: schizoaffektive Psychosen; Als Stimmungsstabilisierer bei Depressionen Pregabalin: GAD[b], Carbamazepin: Zyclothymia, RBD[c], Hypochondrie	AE allgemein: periphere Neuropathien* Carbamazepin: Trigeminusneuralgie
Neuroleptika/ Antipsychotika (zumeist atypisch)[e]	Schizophrene Psychosen, depressiver Wahn, bipolare Störungen	Coenästhesien

[a] 2015 aber wurde in der NVL Depression erstmals außerhalb der ICD-10 zugegeben, dass Depressionen sehr wohl auch körperliche Symptome wie etwa Schmerzen haben können. Dies macht in der Schmerztherapie den Einsatz von bimodalen (2 Transmitter) Antidepressiva erforderllich

[b] GAD = generalisierte Angststörung

[c] RBD = kurzdauernde Depression (recurrent brief depression)

[d] Die Leitlinien der Dermatologie und Neurologie bevorzugen bis heute eher die Antikonvulsiva gegenüber den Antidepressiva

[e] Erst in den letzten Jahren nahm im Rahmen der Theoriebildung die Bedeutung der NL in der Schmerzambulanz zu

die psychischen Störungen wie etwa Depressionen) geholfen haben. Das ist bei dem hier skizzierten Verständnis auch nicht zwingend notwendig.[3]

Psyche wird hier verstanden als Symptomatik von Gehirn/Psyche und Organismus. Wir haben daher in der Schmerzambulanz den Zusammenhang von Schmerz als Symptom einer psychischen Störung zum Anlass genommen, entsprechend die Schmerztherapie zu gestalten. Der hier vertretene Einsatz von Psychopharmaka kommt dabei den Verteilungen der somatischen Diagnosen ab 2001 entgegen (Tab 4.1).

Wir haben es in der Schmerzambulanz geschafft, dass für alle drei Psychopharmakaklassen mindestens eine Indikation sowohl bei Schmerzbildern als auch bei psychischen Störungen (nach ICD-10) gegeben ist.

---

[3] Beispielsweise gilt dies für Coenästhesien bei Depressionen (für Coenästhesien ein Neuroleptikum, für die Depression Antidepressiva), aber schon nicht mehr bei brennend-neuropathischen Schmerzen bei Depressionen (für beides Antidepressiva) oder Coenästhesien bei Schizophrenien (für beides Neuroleptika).

a) **Antidepressiva** außerhalb der F3-Depressionen

Antidepressiva bei reaktiven Depressionen (F43.x): Diese sind keine Indiktion für Antidepressiva [71, 72]. Es stellt sich dann in diesem Zusammenhang die Frage, wieso eigentlich oft Antidepressiva gegen F4-Störungen eingesetzt werden. Diese Gruppe ist aber sehr heterogen.

Sie beinhaltet die Psyche. Darunter fallen

- Patienten mit secundär vitalisierter abnormer Trauerreaktion
- Patienten mit double depression, die so nie hier verschlüsselt wurde, sondern nur die führende Diagnose
- Patienten mit Dysthymia, die zu Beginn der Symptomentwicklung durchaus als depressive Episode auftreten kann
- Patienten mit Angststörungen, die ebenfalls Antidepressiva erhalten (aber nur SSRI)

Sie beinhaltet den Schmerz. Darunter fallen
Nociceptorschmerzen, bei denen auch SSRI wirken sind: therapieresistente Angina Pectoris, Reizdarm, das Raynaud-Syndrom.

b) **Antikonvulsiva**

Sie werden verwendet gegen Psyche + Schmerz
Im Einzelfall sind beim Schmerzpatienten die stimmungsstabilisierende und die anti-neuropathische Wirkung nicht voneinander zu trennen. Dafür sei beispielhaft das Carbamazepin genannt, das als Stimmungsstabilisator, aber auch gegen multilokuläre Schmerzen (z. B. nach Vergewaltigung) [73] eingesetzt werden kann.

c) **Neuroleptika (NL)/Antipsychotika**

Antipsychotika in der Schmerzambulanz sind eine Variante, die durch den Liaisonpsychiater entstanden ist. Durch seine Anwesenheit wurden neue Indikationen für Antipsychotikagabe gesucht und in der Behandlung zentraler Schmerzen gefunden. Ihre Gabe ergibt sich aus der formalen Notwendigkeit, dass es für diese Substanzklasse wie schon für die Antidepressiva und Antikonvulsiva psychische und Schmerzdiagnosen geben müsste.

Das Einsatzgebiet der NL sind außerhalb der Psychiatrie dabei traditionell neben der Übelkeit die Sinnestäuschungen [56]. Zunehmend werden sie in der Schmerzambulanz zur Schmerztherapie eingesetzt:

- gegen schmerzhafte Coenästhesien als leibliche Form von Sinnestäuschungen [74, 75],
- gegen idiopathischen Gesichtsschmerz [76] und verwandte Diagnosen,
- in letzter Zeit aber auch zunehmend gegen zentral bedingten Schmerz wie Schmerz nach Apoplex (CPSP) bzw. Schmerz bei Hirn-Tumoren oder - Metastasen.

Ihr Vorteil: ein Teil ihres Moleküls ist opioidähnlich [77, 78]. Gleichwohl wurden Antipsychotika in den wenigen Veröffentlichungen dazu immer sehr kritisch betrachtet. Nix fand noch 1998 keinen Nachweis einer eigenen analgetischen Potenz [79].

In einer neueren Cochrane-Analyse [80] von 2013 wird für die alten typischen Antipsychotika nur ein sehr geringer Vorteil durch deren Einsatz gesehen. Bisher gibt es somit keine Studien zu den in der Schmerzambulanz verwendeten atypischen Neuroleptika.

Für jede der drei hier am meisten verwendeten Psychopharmakagruppen (Antidepressiva, Antikonvulsiva und Antipsychotika) gibt es nun sowohl einen psychopharmakologischen wie einen schmerztherapeutischen Ansatz. Hinzu kommt, dass die Indikation für die Psychopharmaka deutlich in den Bereich des Off-Label verschoben wurde, aber sich insgesamt ein vollständiges System entwickeln ließ, bei dem jeder der drei Psychopharmakagruppen (Antidepressiva, Antikonvulsiva, Neuroleptika) sowohl Schmerzdiagnosen als auch psychiatrische Diagnosen zugeordnet werden konnten. Wir sehen diese bipolare Verwendbarkeit der Psychopharmaka vor dem theoretischen Hintergrund des eingangs erwähnten integrativen Ansatzes: einer Psychiatrie als der Betrachtung von Organismus, Gehirn und Umwelt – nicht des Gehirns allein als Summe neuronaler Prozesse [81].

d) Benzodiazepine

In dem Augenblick, wo der Liaisonpsychiater die Analgetikatherapie optimiert hat und bei allen Patienten den psychischen Befund in der Schmerzambulanz erhoben hat, wird bei Persistenz der Beschwerden die Frage interessant: was nun? Dies stellt die Frage nach bisher übersehenen psychischen Faktoren, zum Beispiel bei Tumorpatienten.

In der Regel werden in der Schmerzambulanz seit 2001 keine Benzodiazepine verordnet. Eine Ausnahme bilden hier die Tumorpatienten. In der jüngeren Zeit hat hier die Verordnung wiederzugenommen.

Alles, was bisher besprochen wurde, kann jeder Psychiater, der sich etwas mit Schmerztherapie beschäftigt, nach einigem Überlegen auch leisten.

4.2.4 Unterschiede der Therapie bei Konsil- und Liaisonpsychiater

Der Unterschied Konsiliar und Liaison zeigt sich im Grenzgebiet der somatischen Symptome psychischer Störungen
Vom Konsiliarpsychiater werden nur die psychischen Störungen behandelt, vom Liaisonpsychiater dazu noch die Schmerzen. Das bedeutet hinsichtlich der Medikamente andere Einsatzmöglichkeiten für Psychopharmaka. Die hohe Zahl an mit Psychopharmaka behandelten Patienten zeigt die Notwendigkeit der Nutzung.

Zwar ließ sich bisher kein Unterschied in der Antidepressivagabe zwischen Erstversorger und Spezialist beweisen [82]. Dies gilt aber nur für die Behandlung von diagnostizierten Depressionen. In der vorliegenden Untersuchung geht es aber um bisher nicht diagnostizierte Störungen.

Ein weiteres Problem ergibt sich daher daraus, dass viele Schmerzbilder ein Mix sind aus Psyche und Soma.

a) Die in der Schmerzambulanz angewendete Breite der drei Psychopharmakagruppen (s. Tab 4.1) kommt so weder in der Schmerztherapie noch in der Psychiatrie vor. Es würde zu manchen Einsatzmöglichkeiten daher auch gar kein Konsiliarpsychiater raten (z. B. Ziprasidon bei zentralen neuropathischen Schmerzen).

b) Während schmerzhafte Coenästhesien ein Beispiel für nicht erkannte Schmerzstörungen sind, bestehen daneben auch die Fälle, wo zwar eine somatische Krankheit mit Schmerzen vorliegt, diese aber zunächst gar nicht den Schmerztherapeuten vorgestellt werden, sondern zum Beispiel zunächst den Neurologen (therapieresistente Trigeminusneuralgie, idiopathische Gesichtsschmerzen, Halbseitenschmerz- sogenannter CentralPostStrokePain).

c) Der Konsiliarpsychiater behandelt die Psyche, kennt sich aber nicht mit somatischen Schmerzbildern aus. Der somatische Mediziner (Z. B. Orthopäde) kennt sich zwar mit dem Bewegungssystem, aber nicht mit der Psyche aus. Das hat in der Realität oft zur Folge, dass auch nur eine Seite behandelt wird, im schlimmsten Falle aber die andere Seite auch nicht beachtet wird: Also Konversionsstörung gegen CRPS, Depression gegen Neuropathie oder Depression gegen Wirbelsäulenschmerzen

d) Dann setzt der Psychiater das Antidepressivum ab (bei bekannter Neuropathie), weil die Depression zufriedenstellend therapiert ist. Der somatische Mediziner setzt das Neuroleptikum ab, weil er von Coenästhesien noch nie gehört hat u. s. w.

Der Liaisonpsychiater aber sieht täglich, dass die Schmerzpatienten oft beides brauchen: Analgetika des WHO-Schemas und Psychopharmaka.

These 12
Viele Schmerzbilder brauchen Analgetika des WHO-Schemas plus Psychopharmaka.
Bei Besserung des körperlichen Zustandes kann oft das Opioid reduziert werden. Das heißt aber nicht, dass es ganz abgesetzt werden kann.

Bei korrektem Ansetzen von Medikamenten nach Schmerzqualität, ist es nicht möglich, dass ein Patient von den Medikamenten nur Nebenwirkungen aber gar keine Wirkung hat. Dann muss man sich zwei Fragen stellen:
Hat der Patient die Schmerzqualitäten korrekt beschrieben?
Hat der Patient eine Zieldeviation, also: darf es nicht besser werden?

4.3 Der Einsatz der Psychotherapie

Es wurde in dieser Darstellung zwar das Schwergewicht auf die medikamentöse Behandlung gelegt. Daneben, vor allem bei den somatoformen Störungen, gibt es aber auch als „Muss" die Psychotherapie. Und nicht nur dort.

Denn durch Veröffentlichungen über Psychotherapie in früheren Jahren konnte gezeigt werden, dass etwas so Abstraktes wie Sprache etwas Konkretes wie Gehirnstruktur verändern kann [83]. Von unserer Seite wurde sie nur selten erfolgreich empfohlen (n = 45). Ein viel größerer Teil (n = 229) hatte aber auch schon vor der Behandlung in der Schmerzambulanz mindestens eine psychotherapeutische Behandlung hinter sich.

Dies ist deswegen bedeutsam, weil die in der Schmerzambulanz behandelten Patienten im Vorfeld (mit wenigen Ausnahmen) keine psychische Diagnose erhalten hatten. Die so behandelten Patienten gaben gewöhnlich als Grund für eine Vorstellung beim Psychotherapeuten an, dass die niedergelassenen Behandler der Meinung waren, die Schmerzen würden die Patienten zu sehr belasten. Genauer wurde dies allerdings bisher nicht untersucht.

Grube und Weigand-Tomiuk [84] untersuchten die Wirkung von psychiatrisch-psychotherapeutischen Interventionen bei 141 psychisch nicht vorerkrankten Patientinnen mit Mamma-Carcinom. Dabei kam es zu einer Verbesserung der Adhärenz sowie einer besseren psychischen Befindlichkeit. Nach Jensen et al. ist die kombinierte Behandlung von Patienten mit Psychotherapie und Psychopharmaka besser als die einzelne Behandlung [85]. Damit trägt die Psychotherapie nachgewiesenermaßen dazu bei, Therapieabbrüche zu vermeiden.

Die Psychotherapie ist gerade in der Schmerztherapie gleichwohl ein zweischneidiges Schwert. Auch deswegen, weil viele Patienten zu sehr somatisch fixiert sind. Das ist erstmal normal. Aber wenn es dazu führt, dass eine Psychogenese zu erwägen strikt abgelehnt wird, ist dies wenig förderlich. In der Schmerzambulanz hat diese Weigerung dazu geführt, dass etwa 50 % der Patienten nach spätestens 1 Jahr nicht mehr zur weiteren Behandlung kamen, obwohl sie keine Alternative hatten und die Schmerzen nicht in jedem Fall durchdringend gebessert waren. Es war allein die „psychische Komponente" der Behandlung in der Schmerzambulanz, die sie gestört hat. Dabei werden alle Patienten schon von Beginn an mit der Psyche als möglichem Kofaktor von Schmerzen vertraut gemacht. Das ist aus Sicht eines anästhesiologisch-psychiatrischen Behandlerteams nicht zu früh. Schon Frau Kröner-Herwig hat im Rahmen der Ausbildung zum Psychologischen Psychotherapeuten immer wieder davor gewarnt, zu spät den Patienten auf die psychische Mitbeteiligung anzusprechen, weil dies dann vom Patienten als letzte Möglichkeit aufgefasst werden könnte.

Die Psychotherapie als Therapiemaßnahme wurde von uns nicht selber angestrebt. Dies hätte dann ein und derselbe Arzt machen müssen. Wir glauben aber, dass es für den Patienten besser ist, wenn dies von zwei Personen getrennt durchgeführt wird: der eine die medikamentöse Schmerzbehandlung, der andere die Psychotherapie [86]. Damit ist die Psychotherapie dem entgegen gesetzt, was ich als Charakteristik des Liaisonpsychiaters.

aufgeführt habe: ein psychiatrischer Kollege als Konkurrent bei der medikamentösen Behandlung. Vielmehr ist bei Psychotherapie die Aufteilung zu empfehlen [86]. Zudem darf die hier aufgeführte Sichtweise (Diagnosestellung der schwach ausgeprägten psychischen Störung und nachfolgende Therapie der F-Diagnosen wie der Schmerzen) nicht zu der Ansicht verleiten, dass eine psychische Diagnose immer automatisch die Verordnung von Medikamenten bedeutet [87].

4.4   Physiotherapie

Die Notwendigkeit von Physiotherapie entspringt der Notwendigkeit

a) Manualtherapeutischer Untersuchung
b) Und Denken in Funktionsketten (s. Teil II)

Aus dem Grunde der Interaktion Soma + Psyche, vor allem bei den häufigsten Schmerzbildern in der Schmerzambulanz (Störungen des Bewegungsapparates) ist eine enge Zusammenarbeit mit der Physiotherapeutin des Teams unverzichtbar.

4.5 Zusammenfassung

4.5.1 Medikamente

a. Psychische Störungen nach ICD-10 sind vornehmlich vor den Schmerzen zu behandeln.
b. Häufig brauchen Patienten Opioide **und** Psychopharmaka.
c. Eine schlechte Schmerztherapie ist kein Grund für eine psychische Diagnose.
d. Viele jetzt anzutreffende psychische Symptome können durch die bisher schlechte Schmerztherapie verursacht sein.
e. Eine wichtige Frage lautet: hatte der Patient schon für jede Schmerzqualität ein bestimmtes Medikament? Medikamentöse Schmerztherapie ist Millimeterarbeit.
f. Opioide sind nicht alles. Psychopharmaka oft schon.

4.5.2 Weiteres

g. Schmerz ist das Antidot der Nebenwirkungen. Schmerz und NW gibt es bei guter Therapie nicht. Kein Schmerz und NW deutet auf eine Überdosierung oder eine zusätzliche körperliche Problematik hin (wurde eine Schmerzqualität übersehen?).
h. Es sollen den Patienten keine Tipps als alleinige Maßnahme empfohlen werden, wenn deren Erfüllung (Sie brauchen unbedingt Psychotherapie) in weiter Ferne liegt: der Patient braucht etwas Konkretes.
i. Auch innerhalb des Schmerzdienstes ist eine gezielte Strukturbildung möglich. So erhalten die Assistenzärzte Schmerz-Hefte, in denen wie in einem Kochbuch der Aufbau eines Konsils auf Station, die wichtigsten Medikamente, der Umgang damit, sowie Neben- und Wechselwirkungen aufgeführt sind.

Zusammenfassung dieses Büchleins in Kernaussagen

Was ist eine Schmerzambulanz ohne Liaisonpsychiater?

- Sie ist Immer auf Konsile angewiesen und damit auf die eigenen Kenntnisse der Psyche
- Somatische Symptome werden nicht als Teil psychischer Störungen eingeordnet
- Es werden daher viele psychische Störungen übersehen.
- F45.4 wird zur Verlegenheitsdiagnose
- Eine gute Therapie von Soma + Psyche wird ohne die Kenntnisse der Psyche des Einzelnen nicht optimal

© Der/die Herausgeber bzw. der/die Autor(en), exklusiv lizenziert an Springer-Verlag GmbH, DE, ein Teil von Springer Nature 2025
M. Brinkers, *Liaisonpsychiatrie und Schmerztherapie*, essentials,
https://doi.org/10.1007/978-3-662-72062-2

Literatur

Literatur Teil 1

1. Rothenhäusler HB. [mental disorders in general hospiatl patients]. Psychiatr. Danub 2006; 18:183–192
2. Cornwall PL Scott J. Partial remission in depressive disorders. Acta Psychiatr Scand. 1997; 95:265–271
3. Paykel ES, Ramana R, Cooper Z, Hayhurst H, Kerr J, Barocka A. residual symptoms after partial remission: an important outcome in depression. Psychol Med 1995; 25:1171–1180
4. Brinkers M, Pfau G, Schneemilch C. Aspekte einer liaisonpsychiatrischen Betreuung von Patienten einer universitären Schmerzambulanz. Schmerz 2018; 32:115–120
5. Gubrich C, Kratz T, Diefenbacher A. Konsiliar- und Liaisonpsychiatrie. Fortschr Neurol Psychiatr 2007; 75:242–253
6. Niemeier V, Harth W, Kupfer J, Mayer K, Linse R, Schill WB, Gieler U. Prävalenz psychosomatischer Charakteristika in der Dermatologie. Hautarzt 2002; 53:471–477
7. Becker S. Kooperation aus Sicht der Psychosomatik. In: Bräutigam W (Hrsg.) Kooperationsformen somatischer und psychosomatischer Medizin. Berlin, Heidelberg, NewYork: Springer, 1988:43–51
8. Petzold D. Kooperationserfahrungen aus Sicht der Dermatologen. In: Bräutigam W (Hrsg.) Kooperationsformen somatischer und psychosomatischer Medizin. Berlin, Heidelberg, NewYork: Springer, 1988:39–42
9. Thiel A, Nau R, Willers T. Häufige internistische Probleme bei psychisch Kranken im jüngeren und mittleren Lebensalter. In: Hewer W, Lederbogen F. (Hrsg.) Internistische Probleme bei psychiatrischen Erkrankungen. Stuttgart: Enke 1998. S. 1–12
10. Lederbogen F, Schwarz P, Häfner S, Schweiger U, Bohus M, Deuschle M. Kardiale und metabolische Risikofaktoren bei schweren psychischen Erkrankungen. Nervenarzt 2015. https://doi.org/10.1007/s00115-014-4232-2
11. Diefenbacher A. Psyche und Soma – was kann der Konsiliar- und Liaisonpsychiater beitragen? Neuropsychiatr 2015; 29:54–62
12. Windhager E, Thaler K, Selberis-Vahl WV, Friedl-Wörgetter P, Windhager I, Zauner K. Möglichkeiten der psychosozialen Konsiliarversorgung im Schwerpunktkrankenhaus.

© Der/die Herausgeber bzw. der/die Autor(en), exklusiv lizenziert an Springer-Verlag GmbH, DE, ein Teil von Springer Nature 2025
M. Brinkers, *Liaisonpsychiatrie und Schmerztherapie*, essentials, https://doi.org/10.1007/978-3-662-72062-2

Quantitative Leistungsdarstellung und Personalaufwand. Neuropsychiatr 2015; 29:84–87

13. Su JA, Tsai CS, Hung Th et al Change in accuracy of recognizing psychiatric disorders by non-psychiatric physicians: five-year data from a psychiatric consultation-liaison service. Psychiatry Clin Neurosci 2011; 65:618–623

14. Delius P, Schürmann A, Arolt V, Schüffelgen-Daus U, Dolling H. Indikation psychiatrischer Konsile: Eine fallbezogene Parallelbefragung von Psychiatern und behandelnden Ärzten. Psychiatr Prax. 1993; 20:218–223

15. Kreil S, Biermann T, Weih M, Kornhuber J, Maler JM, Sperling W. Psychiatrischer Liaisondienst. Eine analytische Betrachtung am Beispiel einer deutschen Universitätsklinik. Psychiat Prax. 2011; 38:250–252.

16. Gahr M, Schmid M, Freudenmann, RW, Schönfeldt-Leucona C. In-House implications of a 1-year retrospective analysis of the psychiatric consultation-service in a german university hospital. J Behav Brain Sci. 2011; 1:17–22

17. Uniklinik Freiburg 2010 Sektion Konsil- und Liaison Psychosomatik Jahresbericht 2010. https://www.uniklinik-freiburg.de/fileadmin/...psychosomatik/.../jahresbericht20 10.pd Letzter Zugriff am 2.5.2025

18. Chen KY, Evans R, Larkins S. Why are hospital doctors not referring to Consultation-Liaison Psychiatry? – a systematic review. BMC Psychiatry 2016; 16:390

19. Archer J, Bower P, Gilbody S, Lovell K, Richards D, Gask L, Dickens C, Coventry P. Collaborative care for depression and anxiety problems. Cochrane database of Systematic reviews 2012; 10

20. Patel SR, Gorritz M, Olfson M, Bell MA, Jackson E, Sanchez-Lacay JA, Alfonso C, Leeman E, Lewis-Fernandez R. Training community-based primary care physicians in the screening and management of mental health disorders among Latino primary care patients. Gen Hosp Psychiatry 2016; 38:71–78

21. Rothermund M, Arolt V, Levy NB. Deutsche und amerikanische Konsiliarpsychiater beurteilen ihre Tätigkeit. Nervenarzt 1997; 68:735–741

22. Cottencin O, Lambert M, Queyrel V, Launay D, Morell-Dubois S, Hachulla E, Hatron PY, Goudemand M, Concoli SM. Consultation/liaison psychiatry practice: Combined medical and psychiatric consultations. J Psychosom res. 2007; 63:219–220.

23. Burian R, Franke M, Diefenbacher A. Crossing the bridge – a prospective study of the effect of communication between a hospital based consultation-liaison service and primary care on general practioners´concordance with consultation-liaison psychiatrists´recommendations. J Psychosom res 2016; 86:53–59

24. Diefenbacher A. Implementation of a Psychiatric Consultation Service. Psychosomatics 2001; 42:404–411

25. Lücke C, Müller HHO. Versorgungsmodelle der Konsiliar-Liaison-Psychiatrie im Vergleich. Psychopraxis. Neuropraxis 2018. https://doi.org/10.1007/s00739-018-0487-x

26. Grover S, Sarkar S, Avasthi A, Malhotra S, Bhalla A, Varma BS. Consultation-liaison psychiatry services: Difference in the patient profile while following different service models in the medical emergency. Indian J Psychiatry 2015; 57:361–366

27. Burian R, Protheroe D, Grunow R, Diefenbacher A. Establishing a nurse-based psychiatric CL service in the accident and emergency department of a general hospital in Germany. Nervenarzt 2014; 85:1217–1224

28. Brinkers M, Istel M, Kretzschmar M, Pfau G, Meyer F. Status of inpatient pai therapy using the example of a general and abdominal surgery normal ward – a prospective questionnaire study to review a pain therapy algorithm ("real-worl-data"). Innov Surg Sci 2023. https://doi.org/10.1515/iss-2023-0016

29. Ogawa A, Nouno J, Shirai Y, Shibayama O, Kondo K, Yokoo M, Takei H, Koga H, Fujisawa D, Shimizu K, Uchitomi Y. Availability of psychiatric consultation-liaison services as an integral component of palliative care programs at Japanese cancer hospitals. Jpn J Clin Oncol 2012; 42:42–52

30. De Cruppè W, Müller A, Herzog W, Eich W. Psychosomatische Versorgungspraxis und Kooperationsbedarf aus Sicht niedergelassener Ärzte und Psychologen. Psychother Psych Med 2006; 56:299–306

31. Younes N, Hardy-Bayle MC, Falissard B, Kovess V, Gaquet I. Impact of shared mental health care in the general population on subjects'perceptions of mental health care and ion mental health status. Soc Psychiatry Psychiatr Epidemiol 2008; 43:113–120

32. Gillies D, Buykx P, Parker AG, Hetrick SE. Consultation liaison in primary care for people with mental disorders. Cochrane Database of Systematic reviews 2015

33. Köllner V, Oster O, Greß H, Macher-Hanselmann F, Larsen B. Psychosomatischer Konsil- oder Liaisondienst in einer Schmerzambulanz. Anaesthesist 2002; 51:897–903

34. Brinkers M, Pfau G, Voigt A, Brodowski S, Meyer F. Keine Interdisziplinarität ohne Interprofessionalität in der Schmerztherapie. Intensiv 2022; 30:294–301

35. Rießland-Seifert A. Sind Konsilar-Liaison-Konzepte noch zeitgemäß? Spektrum Psychiatrie 2010; 1:32–35

36. Huyse FJ, Stiefel FC, De Jonge P. Identifiers, or „red flags", of complexity and need for integrated care. Med Clin North Am 2006, 90:703–12

37. Kim DY, Ahn JS, Lee KH, Kim YC, Lee J, Kim SY. A nationwide Survey of knowledge of and compliance with cancer pain management guidelines by Korean physicians. Cancer Res treat 2014; 46:131–140

38. SAMHSA HRSA. Center for Integrated Health Solutions: A Standard Framework for Levels of integrated healthcare and update throughout the document, 2013

39. Wille A, Mühlenbrock J, Groß M. Konzepte der Zusammenarbeit der verschiedenen Berufsgruppen. In: Groß, M.; Demmer, T. (Hrsg.) Interdisziplinare Palliativmedizin. Berlin/Heidelberg: Springer 2021, S. 63–64. ISBN 978-3-662-62011-3.

40. Lücke C, Gschossmann JM, Schmidt A, Gschossmann J, Lam AP, Schneider CE et al. A comparison of two psychiatric service approaches: findings from the consultation vs. liaison psychiatry-study. BMC Psychiatry 2017; 17:1–8

41. Berger S, Schouten L, Mauz F, Petzke F, Kurz A, Kaiser U. Interprofessionalität und Interdisziplinarität in der Umsetzung von Versorgungsforschung in der Schmerzmedizin. Schmerz 2025; 39:43–57

Literatur Teil 2

42. Munitz, H., A. Valevski, A. Weizman,e. al.: Recognition and treatment of depression in primary care settings in 6 different countries: a retrospective file analysis by WHO. Eur J Psychiatry. 14:. 85–93 (2000)

43. Vuorilehto, M, Melartin T, Isometsa E. Depressive disorders in primary care: recurrent, chronic, and co-morbid. Psychol Med. 2005; 35:673–82
44. Ebel H, Beichert K. Depressive Störungen bei Patienten der Allgemeinmedizin. Dtsch Ärztebl 2002; 3:129–134
45. Bendixen AB, Engedal K. Anxiety among older psychiatric patients: a hidden comorbidity? Aging Ment Health 2016; 20:1131–1138
46. Nimnuan C, Hotopf M, Wessely S. medically unexplained symptoms. An epidemiological study in seven specialities. J Psychosom Res. 2001; 51:361–367
47. Abiodun OA and Ogunremi OO. Psychiatric morbidity in medical and surgical wards of a Nigerian general hospital. J Psychosom Res. 1990; 34:409–414
48. Prince M, Pqatel V, Saxena S, Maj M, Maselka J, Phillips MR, Rahmann A. No health without mental health Lancet 2007; 370:859–877
49. Dombrowsky S, Pfau G, Kretzschmar M, Meyer F, Brinkers M. Depressionen bei somatischen Krankheiten am Beispiel der ischämischen Herzkrankheit und ausgewählter Tumorerkrankungen mit beträchtlicher Relevanz für Morbidität und Letalität. J Neurol Neurochir Psychiatr 2022; 23:172–184
50. Hung CI, Weng LJ, Su YJ, Liu CY. Depression and somatic symptoms scale: a new scale with both depression and somatic symptoms emphasized. Psychiatry and Clinical neurosciences 2006; 60:700–708
51. Tylee A, Walters P. Underrecognition of anxiety and mood disorders in primary care: why does the problem exist and what can be done? J Clin Psychiatry 2007; 68:27–30
52. Grassi L, Mitchell AJ, Otani M, Caruso R, Nanni MG, Hachizuka M, Takahashi K, Yamamoto S, Akiyama T, Riba M. Consultation-liaison psychiatry in the general hospital: the experience of UK, Italy, and japan. Curr Psychiatry Rep 2015; 17:581. https://doi.org/10.1007/s11920-015-0581-1
53. Yamada K, Hosoda M, Nakashima S, Furuta K, Awata S. Psychiatric diagnosis in the elderly referred to a consultation-liaison psychiatry service in a general geriatric hospital in japan. Geriatr gerontol Int 2012; 12:304–309
54. Hamdieh M, Banihashem S, Beyraghi N, Abbasinejad M, Hagh-Ranjbar F. Physicians´attitudes toward integrating consultation-liaison psychiatric services in four major general hospitals in Teheran. Gen Hosp Psych 2015; 37:456–458
55. Linde, K., I. Schumann, K. Meissner, S. Jamil, L. Kriston, G. Rucker, G. Antes,A. Schneider: Treatment of depressive disorders in primary care--protocol of a multiple treatment systematic review of randomized controlled trials. BMC Fam Pract. 12. 127 2011
56. Huber G. Lehrbuch der Psychiatrie, 7. Auflage. Stuttgart, New York: Schattauer, 2005:434
57. Campbell KA, Madva EN, Villegas AC, Beale EE, Beach SR, Wasfy JH, Albanese AM, Huffman JC. Non-cardiac chest pain: a review for the consultation-liaison psychiatrist. Psychosomatics 2017; 58:252–265
58. Rief W. Treede RD, Schweiger U, Henningsen P, Rüddel H, Nilges P. Neue Schmerzdiagnose in der deutschen ICD-10-Version. Nervenarzt 2009; 80:340–342

Literatur Teil 3

59. Brinkers M, Ulrich P, Voigt A, Kretzschmar M, Pfau G. Hysterie – ein obsoleter Begriff auch bei der Leistungsbeurteilung im Rentenverfahren von Patienten mit chronischen Schmerzen? Eine Zusammenschau von 50 Sozialgerichtsgutachten. J Neurol Neurochir Psychiatr 2023; 24:88

60. Ray WA, Chung CP, Murray KT, Hall K, Stein M. Prescription of long-acting opioids and mortality in patients with chronic noncancer pain. JAMA 2016; 315:2415–2423

61. Bosch-Barrera J, Urdiroz J, Centeno C. Visual hallucinations and unusual pain related to hypomagnesemia in an advanced cancer patient. Ann Sist Sanit Navar 2010; 33:319–322

62. Dunn GP, Milch RA. Is this a bad day, or one of the last days? How to recognize and respond to approaching demise. J Am Coll Surg 2002; 195:879–887

63. Benitez del Rosario MA, Feria M, Montón Alvarez FI. Hallucinations in an elderly cancer patient: opioid neurotoxicity or dementia with lewy bodies? Palliat med 2002; 16:71–72

64. Schneemilch C, Schiltz K, Meinshausen E, Hachenberg T. Sexual hallucination and dreams under anesthesia and sedation: medicolegal aspects. Anaesthesist 2012; 61:234–241

65. Bell RF. Ketamine for chronic noncancer pain: concerns regarding toxicity. Curr opin Support Palliat Care 2012; 6:183–187

66. Hooke MC, Grund E, Quammen H, Miller B, McCormick P, Bostrom B. Propofol use in pediatric patients with severe cancer pain at the end of life. J Pediatr Oncol Nurs 2007; 24:29–34

67. Al- Windi A. Depression in general practice. Nord J Psychiatry 2005; 59:272–277

68. Hoffman EM, Watson JC, Sauver JS, Staff NP, Klein CJ. Association of long-term opioid therapy with functional status, adverse outcomes, and mortality among patients with polyneuropathy. JAMA Neurol 2017; 74:773–779

69. Häuser W, Schubert T, Scherbaum N, Tölle T. Guideline-recommended vs high-dose long-term opiod therapy for chronic noncancer pain is associated with better health outcomes: data fromn a representative sample of the German population. Pain 2018; 159:85–91

70. Pfau G, Brinkers M, Treuheit T, Kretzschmar M, Sentürk M, Hachenberg T. Misoprostol as a therapeutic option for trigeminal neuralgia in patients with multiple sclerosis. Pain Med 2012; 13:1377–1378

71. Berney A, Stiefel F, Mazzocato C, Buclin T. Psychopharmacology in supportive care of cancer: a review for the clinician III Antidepressants. Support Care Cancer 2000; 8:278–286

72. Lederbogen F. Depression – ein kardialer Risikofaktor. Psychosom Konsiliarpsychiatr 2007; 1:10–18

73. Brinkers M, Pfau G. Sexueller Missbrauch bei Patientinnen mit chronischer Schmerz-symptomatik. Geburtsh Frauenheilk 2022; 82:901–908

74. Brinkers M, Pfau G, Voigt A, Schneemilch C. Schmerzbehandlung bei Patienten mit schizoaffektiver Psychose und Tumor. Schmerz 2015; 29:217–222

75. Brinkers M, Pfau G, Hachenberg T. Coenästhesien – eine seltene Schmerzdiagnose bei Patienten mit Tumor. Z Palliativmed 2012; 213:236–239

76. Brinkers M, Petz T, Voigt A, Steinig B, Hoffmeyer D: Atypische Neuroleptika in der Behandlung des atypischen Gesichtsschmerzes. Zwei Fallberichte Anasthesiol Intensivmed Notfallmed Schmerzther 2007, 42 (9):606–610

77. Maltbie AA, Cavenar JO Jr, Sullivan JL, Hammett EB, Zung WW. Analgesia and haloperidol: a hypothesis. J Clin Psychiatry 1979; 40:323–326

78. Brinkers M, Petz T, Hoffmeyer D. Psychopharmaka in der Schmerztherapie: Spezielle Bedeutung der Antikonvulsiva und Neuroleptika in der Behandlung von Patienten mit chronischen Schmerzen. Anästhesiol Intensivmed Notfallmed Schmerzther 2011; 46:20–27

79. Nix WA. Haben Neuroleptika eine analgetische Potenz? Schmerz 1988; 12:30–38

80. Seidel S, Aigner M, Ossege M, Pernicka E, Wildner B, Sycha T. Antipsychotics for acute and chronic pain in adults (Review) Cochrane Database of systematic reviews 2013, 8, No.: CD004844

81. Fuchs T. Zwischen Psyche und Gehirn. Nervenarzt 2017; 88:520–528

82. Cape J, Whittington C, Bower P. What is the role of consultation-liaison psychiatry in the management of depression in primary care? A systematic review and meta-analysis gen Hosp Psych. 2010; 32:246–254

83. Fuchs T. Neurobiology and psychotherapy: an emerging dialogue. Curr Opin Psychiatry. 2004; 17:479–485

84. Grube M, Weigand-Tomiuk H. Psychiatrisch-psychotherapeutische Interventionen bei Mammakarzinompatientinnen. Nervenarzt 2014; 85:1390–1401

85. Jensen HH, Mortensen EL, Lotz M. Effectiveness of short-term psychodynamic group therapy in a public outpatient psychotherapy unit. Nord J Psychiatry 2010; 64:106–114

86. Goin MK. Split treatment: the psychotherapy role of the prescribing psychiatrist. Psychiatric services 2001; 52:605–609

87. Purcell SD. The analyst´s attitude toward pharmacotherapy. J Am Psychoanal Assoc 2008; 56:913–934

GPSR Compliance

The European Union's (EU) General Product Safety Regulation (GPSR)
is a set of rules that requires consumer products to be safe and our
obligations to ensure this.

If you have any concerns about our products, you can contact us on
ProductSafety@springernature.com

In case Publisher is established outside the EU, the EU authorized
representative is:

Springer Nature Customer Service Center GmbH
Europaplatz 3
69115 Heidelberg, Germany

Batch number: 08998729

Printed by Printforce, the Netherlands